好孕妈妈
养胎不养肉
营养同步全书

岳然/编著

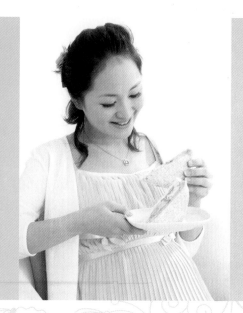

中国人口出版社
China Population Publishing House
全国百佳出版单位

图书在版编目(CIP)数据

好孕妈妈养胎不养肉营养同步全书／岳然编著. —北京：中国人口出版社，2014.7
（完美孕产育系列）

ISBN 978–7–5101–2582–9

Ⅰ. ①好… Ⅱ. ①岳… Ⅲ. ①孕妇—营养卫生 ②产妇—营养卫生 Ⅳ. ①R153.1

中国版本图书馆CIP数据核字（2014）第119268号

好孕妈妈养胎不养肉营养同步全书

岳然 编著

出版发行	中国人口出版社
印　　刷	河北美程印刷有限公司
开　　本	820毫米×1400毫米　1/24
印　　张	10
字　　数	200千
版　　次	2014年7月第1版
印　　次	2014年7月第1次印刷
书　　号	ISBN 978–7–5101–2582–9
定　　价	39.80元（赠送CD）

社　　长	陶庆军
网　　址	www.rkcbs.net
电子信箱	rkcbs@126.com
总编室电话	(010) 83519392
发行部电话	(010) 83534662
传　　真	(010) 83515922
地　　址	北京市西城区广安门南街80号中加大厦
邮政编码	100054

目 录

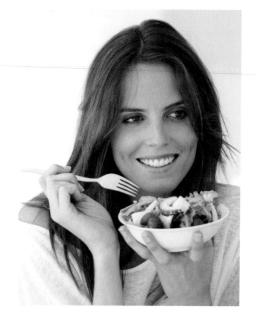

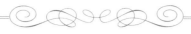

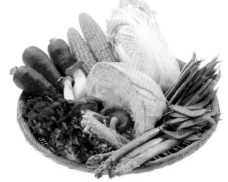

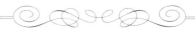

Part 7

孕6月

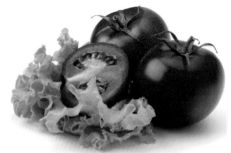

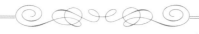

Part 14

产后常见不适与疾病的饮食调养

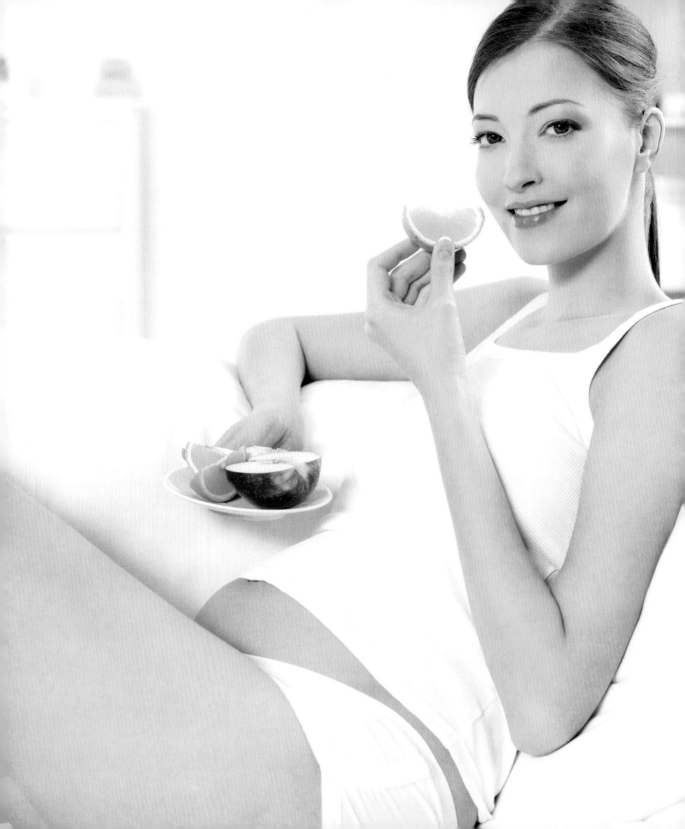

Part 1

孕前营养准备

孕前女性须知

ξ 孕前女性须知

1 饮食宜杂而广，不要擅自口服营养素制剂，如有必要，也必须在医生指导下服用。

2 少吃含大量防腐剂的精细加工及快餐食品，尽量多吃原始的、加工程序少的家常食物。

3 控制糖分和盐分的摄入，尽量饮用白开水，少喝咖啡、可乐等饮品。

ξ 孕前男性须知

1 经常食用富含优质蛋白质的食物，如深海鱼虾、牡蛎、大豆、瘦肉、鸡蛋等，但要注意少吃肥肉。

2 多吃绿色蔬菜、坚果、鱼类，它们富含的维生素C、维生素E、锌、硒、ω-3脂肪酸等利于精子成长。

3 多吃贝壳类海产品、动物内脏、谷类胚芽、芝麻、虾等富含锌的食物，可改善精子的活动能力。

4 多吃含精氨酸丰富的食物，如鳝鱼、海参、墨鱼、章鱼、木松鱼、芝麻、花生仁、核桃等，有助孕作用。

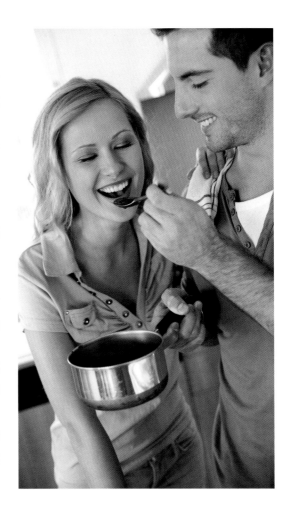

孕前营养准备

孕前营养饮食知识

ξ 补充叶酸

准妈妈对叶酸的需求标准

成人每天的叶酸需求量为200微克，准妈妈对叶酸的需求量稍微多一些。建议准妈妈从怀孕前3个月开始每天摄取400微克叶酸（一般孕期服用的叶酸片都是400微克一片，正好是一日的量），一直坚持补充到孕期的头3个月。

这些食物富含叶酸

富含叶酸的食品有：牡蛎、菠菜、牛肝、鸡肉、全麦、大麦、小麦胚芽、小麦粉、糙米、香菜、猪肉、芦笋、牛肉、牛奶、奶酪、羊肉、胡萝卜、香菇、蛋、花椰菜、番茄等。

补充叶酸的注意事项

1 蔬菜中的叶酸会随着储存及烹调时间的延长而渐渐流失，因此蔬菜应减少烹调的时间，并估计好菜量，以免隔餐吃剩菜。

2 每餐尽量选择两种蔬菜，一种制成半荤半素的菜肴，一种做成全素的菜肴为好。在搭配上，选择一种果类蔬菜和一种叶类蔬菜搭配；或一种根茎蔬菜和一种叶类蔬菜搭配；还可以选择不同颜色的蔬菜进行搭配，这样营养更均衡。

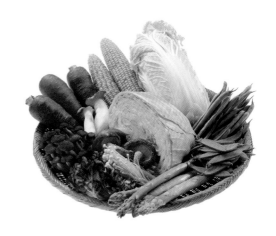

小贴士

如果要通过营养素制剂补充叶酸，建议在医生指导下服用叶酸补充剂，而不要擅自选购服用。

孕前营养准备

ξ 补锌

准妈妈对锌的需求量

一般成年女性体内锌含量约为1.3克，妊娠期体内锌含量应增至1.7克。孕期锌的推荐供给量为每天20毫克，以满足孕期生理对锌的增加需求。

富含锌的食物

牡蛎中含锌量十分丰富，其中每100克牡蛎肉中含锌超过10毫克，鲜鱼、牛肉、羊肉、贝壳类海产品也含有丰富的锌。豆类食品中的黄豆、绿豆、蚕豆等，花生、核桃、栗子等坚果，经过发酵的食品如面筋、麦芽等均富含锌。

ξ 补碘

准妈妈对碘的需求标准

准妈妈孕前每日碘摄入量为150微克，进入孕期之后，碘的摄入量需增加至175微克。每100克海带含碘923微克，所以准妈妈每天食用20克海带就可以满足每日对碘的需求了。

补充碘的方法

1 坚持吃碘盐，不过每日食盐摄入量控制在5克即可，高盐饮食不利于健康。

2 多吃含碘量高的食物，如海带、紫菜、鲜带鱼、蚶干、蛤干、干贝、淡菜、海参、海蜇、龙虾等。

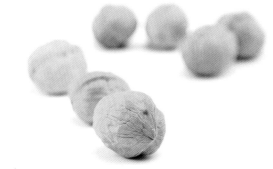

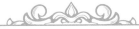

小贴士

锌会抑制铁的吸收，如果准妈妈铁摄入正常却发生缺铁性贫血，就要考虑是不是锌过多导致的。锌摄入过多还会导致血脂升高，所以准妈妈不要擅自补充含锌制剂。

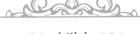

小贴士

碘遇热易升华，因而加碘食盐应存放在密闭容器中，且温度不宜过高；菜熟后再加盐，以减少碘损失；海带要注意先洗后切，以减少碘及其他营养成分的丢失。

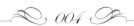

ξ 备孕女性要常吃的助孕食物

中国人的婚礼有一个传统习俗，在婚床上放一些红枣、花生、桂圆、莲子(即"枣生桂子")，寓意"早生贵子"。"枣生桂子"不仅寓意好，而且备孕女性常食这四种食物，对身体有调补功效，有助于提高备孕女性的受孕概率。

红枣

红枣可养心、安神、健脑、益智，对女性有很好的滋补作用。红枣中富含铁，多食用可以补铁，防治备孕女性缺铁性贫血，对胎宝宝身体成长及智力发育也具有积极作用。

花生

花生中维生素E的含量特别丰富，维生素E又名"生育酚"，能促进性激素分泌，使备孕女性雌性激素浓度增高，提高生育能力，并能预防流产。

桂圆

桂圆有补心脾、补气血的功效，桂圆含葡萄糖、蔗糖和维生素A、B族维生素等多种营养素。桂圆可治疗病后体弱或脑力衰退，可以帮助备孕女性调补身体，在产后调补也很适宜。

莲子

莲子有补脾止泻，益肾固精，养心安神的功效。莲子可用于妇女崩漏、白带过多等症。

ξ 这些食物孕前尽量少吃

不是所有的食物都适宜怀孕前的备孕女性食用，有些平常非常喜欢吃的食物可能对胎宝宝不利，要注意避免食用。

咖啡

咖啡对受孕有直接影响，每天饮用超过6杯咖啡，会降低受孕能力，并可能影响到未来宝宝的生长发育。

可乐

大多数可乐型饮料都含有咖啡因，不仅影响受孕能力，还可能伤害精子，影响准爸爸的生育能力。

腌制食品

内含亚硝酸盐、苯丙芘等，对身体很不利。

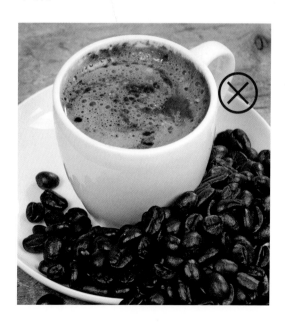

孕前营养准备

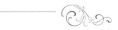

罐头食品

含有的添加剂和防腐剂，是导致畸胎和流产的危险因素。

胡萝卜

如果孕前食用过多胡萝卜，会摄入过量胡萝卜素，进而引起闭经和抑制卵巢的正常排卵功能。

ξ 备孕女性太胖或者太瘦都会影响怀孕

太胖或者太瘦的女性比正常体重的女性怀孕要困难一些，不孕的比例也更高一些。因为太瘦或太胖，脂肪比例失衡，均可导致女性内分泌失调，雌激素、雄激素、血清性激素水平发生异常，或者代谢发生异常，从而影响怀孕。所以准备怀孕的女性要检查下自己的体重是否符合标准，是否会影响怀孕，然后及时调整。

太胖或太瘦是以BMI（体重指数）指标来判断的，BMI的计算方法：BMI=体重（kg）/身高（m）^{2}。

如果该数值在18~24之间就没有问题，如果不足18，就偏瘦，超过24就偏胖，都会对受孕有一定影响。另外，太胖或太瘦的备孕女性，也可以把月经周期作为判断标准，如果伴有月经不调，经期太长或太短，那么不易受孕的概率会更高，即使怀孕也会导致孕期出现一些并发症，需要及时调理。

太胖的备孕女性减肥方法

合理的营养摄入加上合理的运动是备孕女性的减肥法则。备孕女性可以通过为自己制订合理的营养食谱，采用少食多餐、细嚼慢咽，加上合理的运动，来达到健康减肥的目的。

但孕前减肥千万不能靠节食，否则身体会因为缺乏各类营养素而影响健康。节食过度还会引起体内内分泌失调，导致生殖机能紊乱，严重的会影响排卵，致使不孕。

太瘦的备孕女性增肥方法

1 增加用餐次数，丰富进食的食物，不偏食、挑食，少吃高热量但无营养的食物。

2 可以多喝些浓汤，如排骨汤、鱼汤或鸡汤等，增加热量及营养素的摄取。

3 增加食物的美味及香味，刺激食欲。

小贴士

过度肥胖的男性，精子质量也会下降，因为腹股沟的温度过高而散发不出去，就会伤害到精子，所以，如果男性过度肥胖，在备孕前也要注意调整体重。

 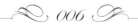

ξ 停服避孕药后需补充的营养素

由于各种类型的口服避孕药都是激素类药物，长期服用，会在不同程度上导致体内某些营养素的缺乏或不足，影响备孕女性的身体健康。所以，备孕女性在停服避孕药之后要注意补充以下营养素。

维生素C

口服避孕药最易导致维生素C的缺乏，维生素C的缺乏不但影响铁质的吸收，还会影响骨骼正常钙化，出现伤口愈合不良，抵抗力低下。柑橘、草莓、猕猴桃、番茄、豆芽等食物含维生素C丰富，备孕女性要多吃。

钙

由于避孕药会降低女性骨密度，容易引起骨质疏松，所以长期服用避孕药的备孕女性不论在服药期间还是停药后都应注意多食用牛奶、山核桃、松子、杏仁等高钙食物。

B族维生素

服用避孕药容易导致体内维生素B_6、叶酸的缺乏。维生素B_6缺乏或叶酸不足，容易发生口角炎、舌炎、脂溢性皮炎、角膜炎、腹泻和巨红细胞性贫血及白细胞生成减少等病症。大豆、花生、葵花子、香蕉、核桃、动物肝脏、蛋黄、鱼类等食物富含维生素B_6，各种新鲜的蔬菜和水果都富含叶酸，备孕女性要及时自我检视，并进行相应的补充。

ξ 素食备孕女性应尽量丰富食物种类

素食备孕女性在食物方面少了很多选择，而胎宝宝却非常需要全面的营养，因此素食备孕女性要注意在素食的范围内，尽量丰富食物的种类，以保证营养获取的充足。

均衡营养是孕期健康饮食的关键，对素食备孕女性来说当然也不例外。为了确实摄取到均衡营养，素食备孕女性必须广泛选择各类素食，均衡摄取五谷根茎类、奶类、豆类、蛋类、蔬菜类、水果类及油脂类等七大类食物，从多种植物性食物中获得不同的营养素。尤其奶、蛋及豆类制品可提供优质蛋白质，在一定程度上取代荤肉食物，更是孕期不可或缺的重要营养。

小贴士

不管怎么样，均衡的饮食是保证营养全面摄入的最佳途径，备孕女性为了宝宝的健康，最好想办法让自己喜欢上吃肉，如备孕女性可以尝试改变烹饪方法，将肉做成馅料、做肉粥或加入番茄酱等。

孕前营养准备

 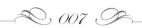

营养招牌菜推荐

ξ 补益卵子招牌菜

卵子在女性出生之初就已经存在了，一直储存在卵巢里。每个女性拥有的卵子的数量是一定的，大约为300~400个。

卵子在卵巢激素的作用下，每个月会有一个发育成熟，并从卵巢中排出。卵子排出后，可以存活24小时。如果恰好在这24小时里遇到了精子，就会受精怀孕；如果错过了，则自然死亡，形成下一次月经。

卵子的质量有可能随着女性的身体健康情况、激素分泌情况或者精神状态的不同而发生改变，所以，备孕女性要尽量保证月经、白带正常，保持身体健康、体重适当、心情轻松愉快等，给卵子的成熟和排出创造一个更好的环境。

另外，备孕女性要注意饮食，多吃有益卵子健康的食物：

1 多吃绿色健康食品，远离垃圾食品，饮食营养均衡，补充足够的蛋白质、脂肪，并多吃含维生素的食品。

2 适当多吃一些对女性子宫、卵巢有养护、补益、调理作用的食物，如益母草、红花、乌鸡、鸡蛋、红糖、黑豆、鲫鱼等。

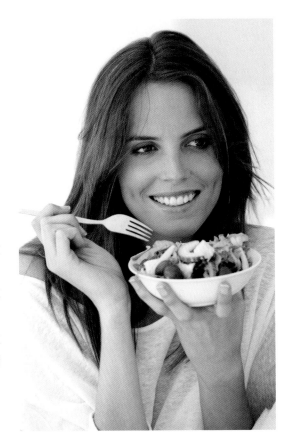

栗子炖乌鸡

原料：乌公鸡1只（约1000克），鲜栗仁90克，姜片适量。

调料：精盐适量。

做法：

1 乌公鸡去内脏，洗净，剁大块，入沸水锅中焯去血水，捞出后放入炖锅中。

2 加入鲜栗仁、姜片和适量清水，中火炖烂后加适量盐调味即可。

小贴士

乌公鸡具有对卵巢养护、补益、调理的作用。炖煮乌公鸡时不要用高压锅，使用砂锅文火慢炖最好。

肉苁蓉炖鱼汤

原料：鲫鱼1条（约400克），肉苁蓉、怀牛膝各6克，冬虫夏草3克，黑枣6枚，姜1小块。

调料：精盐适量。

做法：

1 鲫鱼洗净；姜切片。

2 锅内放入5杯水，将冬虫夏草、肉苁蓉、怀牛膝及黑枣洗净后加入，煮沸后小火煮20分钟，将鱼放入，继续煮10分钟，加姜片，并以精盐调味即可。

玫瑰鱼片

原料：鱼肉250克，鲜玫瑰花瓣50克，鸡蛋1个（约60克），胡椒粉、淀粉各适量。

调料：白糖、葡萄酒、精盐各适量。

做法：

1 玫瑰花瓣洗净；鱼肉洗净，去皮切片，加鸡蛋清、淀粉、葡萄酒、精盐、胡椒粉抓匀。

2 锅内倒油，烧至四成热，下入鱼片，炸至淡黄色捞出。

3 在汤锅内放适量清水，加入白糖、花瓣，熬至糖浆微稠，糖汁冒大泡时，放入炸好的鱼片，翻匀即可。

小贴士

玫瑰花含丰富的维生素以及单宁酸，能改善内分泌失调，与含蛋白质丰富的鱼肉一起食用，有调经、利尿、美容等功效。

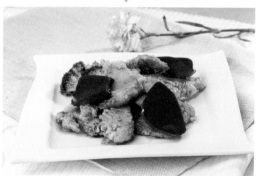

鲜蘑核桃仁

原料：鲜蘑300克，鲜核桃仁50克，鸡汤1碗（约500毫升），水淀粉适量。

调料：精盐、料酒、白糖、香油各适量。

做法：

1 鲜蘑洗净，切去根部，入沸水锅焯烫后捞出，投凉沥水。

2 炒锅置火上，倒入鸡汤、料酒、精盐、白糖烧沸，再加入鲜蘑和核桃仁小火烧20分钟，倒入水淀粉勾芡，滴少许香油即可。

小贴士

这道美食具有开胃理气，养血调经的功效。鲜蘑的有效成分可增强T淋巴细胞功能，从而提高机体免疫功能，增强未准妈妈的受孕能力。

椰汁枸杞拌山药

原料：山药200克，枸杞20克，葱花适量。

调料：椰汁适量。

做法：

1 山药削去外皮，切成条状，放入冰箱中冰镇一下，增加脆度；枸杞用水泡软。

2 将山药和枸杞均匀搅拌，浇上椰汁，撒葱花即可。

♪ 优化精子招牌菜

要想孕育出健康的宝宝，备孕男性的作用当然不可或缺，因此备孕男性也需要检查一下自己的生活饮食习惯是否合理、健康，以保证精子的质量。

1 要丰富食物种类，并多吃绿色蔬菜。绿色蔬菜中富含的维生素C、维生素E、锌、硒等有利于精子的成长。坚果、鱼类富含不饱和脂肪酸，对精子的生长也非常有利，可以适当多吃。

2 中医认为，精血都是由肾脏来主宰的，所以要想精子健康，还要补肾益精。胡桃肉、栗子、甲鱼、鲈鱼、鸽蛋、猪腰、山药、芡实、金樱子、芝麻、粟米、桑葚、枸杞都有补肾益精的作用，可以常吃。

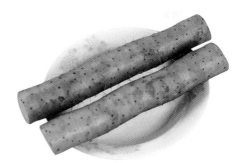

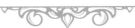

小贴士

备孕期间完全没有必要大吃大喝，如果突然大幅度增加进食量，容易造成消化不良和肥胖，这样对怀孕反而不利。

 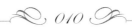

水芹炒干丝

原料：水芹500克，豆腐干100克，葱花适量。

调料：精盐适量。

做法：

1 水芹洗净切段，入沸水锅焯一下，捞出沥水；豆腐干切段。

2 炒锅上火，加油烧热，下豆腐干煸炒2分钟，出锅备用。

3 净锅上火，加油烧热，放葱花爆香，下水芹煸炒，加入精盐，倒入豆腐干炒片刻出锅即成。

❧ 小贴士 ❧

芹菜含有锌元素，而缺锌会引起精子数量减少，畸形精子数量增加。但要注意也不能多吃。另外，芹菜叶中的维生素含量要远远高于茎，吃芹菜不应把叶子择掉。

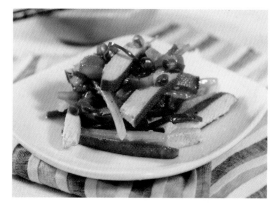

土豆萝卜炖牛肉

原料：牛肉300克，胡萝卜、土豆各200克，枸杞10克，姜片、葱段各适量。

调料：五香粉、精盐、料酒各适量。

做法：

1 牛肉洗净，切块；枸杞洗净，胡萝卜、土豆洗净后切滚刀块。

2 锅置火上，倒水，下入牛肉，大火烧开后撇去浮沫，小火烧30分钟，加料酒、姜片、胡萝卜、土豆。

3 炖至牛肉熟烂时，加枸杞、精盐、五香粉、葱段煮几分钟即可。

❧ 小贴士 ❧

牛肉有滋阴壮阳，养血益精的功效。牛肉中含有的锌元素，能提高男性精子的质量。

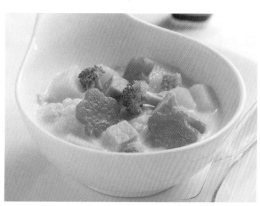

孕前营养准备

鱿鱼汤

原料： 熟火腿片400克，冬菇200克，鱿鱼、青菜心各100克，高汤适量。

调料： 精盐、香油、酱油各适量。

做法：

1 鱿鱼洗净切块；冬菇洗净切片；青菜心洗净。

2 将高汤倒入锅内，下鱿鱼块、火腿片、冬菇片、青菜心及酱油、精盐，用大火煮沸，起锅装入大碗中，淋入香油即可。

茴香焖羊肉

原料： 羊肉300克，葱段、蒜片、姜末、小茴香各适量。

调料： 料酒、花椒油、精盐、酱油各适量。

做法：

1 将羊肉洗净，切成片，放入碗内，加入葱段、姜末、蒜片、花椒油、精盐、酱油拌匀略腌。

2 炒锅上旺火，放油烧热，将拌好的羊肉下入锅内，淋上料酒，放入小茴香爆炒，待肉变色后加盖，改小火焖1分钟即可。

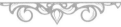

❀ 小贴士 ❀

鱿鱼富含蛋白质及人体所需的氨基酸，蛋白质和氨基酸能增强精子的活动能力，对男性生殖系统正常功能的维持有重要作用。

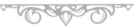

❀ 小贴士 ❀

羊肉具有补肾壮阳、补虚温中等作用。羊肉中含有的蛋白质、氨基酸为产生精子提供原料，所以也能提高精子的授孕能力。

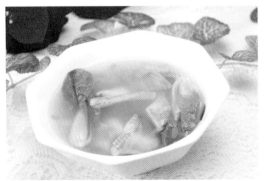

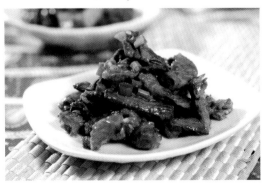

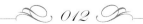

羊杂羹

原料： 羊肚、羊肝、羊肾、羊心、羊肺各80克，陈皮80克，胡椒粒50克，肉桂10克，草果10克，姜片、葱段、香菜各适量。

调料： 精盐、料酒、香油各适量。

做法：

1 羊杂洗净，入沸水余烫，捞出，沥去血水。

2 锅置火上，放水烧热，放入羊杂，倒入料酒，放入陈皮、肉桂、草果、胡椒粒、姜片、葱段、香菜，炖煮约40分钟，熟后加精盐调味。

3 食用时，捞出羊杂，切碎放入碗中，再浇上羊汤，滴少许香油即可。

小贴士

此汤中含有丰富的铁、维生素B$_2$、维生素A、蛋白质、氨基酸等，有补心益血、补肾壮骨的功效，可作为肾虚劳损的辅助食疗。

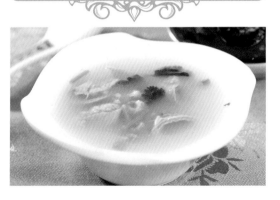

排毒招牌菜

复杂的外部环境，让我们的身体积存了很多的有害物质，这些有害物质会给怀孕及孕期的健康生活带来一定的影响，所以在怀孕前，最好多吃有助于排毒的食物，给孕育胎宝宝创造一个安全的身体环境。

清除体内毒素最佳的方法是食疗，建议孕前半年就开始着手进行，并且要持续实施。首先调理自己的饮食，安排营养又排毒，并且不会积存新的毒素的饮食，所以这一时期要戒烟、戒酒、戒咖啡、戒甜食，一切不利于健康的饮食都要开始远离，并多吃一些有利于排毒的食物。

动物血

动物血液中的血红蛋白被胃液分解后，可与人体中吸入的烟尘和重金属发生反应，提高淋巴细胞的吞噬能力。

鲜蔬果汁

鲜蔬果汁中的生物活性物质能阻断亚硝胺对机体的危害，有利于防病排毒。多种维生素有抗氧化、保护皮肤、防癌等功效，食物纤维还可帮助肠胃蠕动，促进废物顺利排出。

海藻类

海带、紫菜等所含有的胶质，能促使体内的放射性物质随大便排出体外，故可减少放射性疾病的发生。

孕前营养准备

 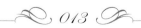

双耳牡蛎汤

原料：水发木耳200克，牡蛎100克，水发银耳50克，葱姜汁、高汤各适量。

调料：料酒、精盐、米醋、胡椒粉各适量。

做法：

1 将木耳、银耳洗净，撕成小朵；牡蛎放入沸水锅中焯一下捞出。

2 锅内加高汤烧开，放入木耳、银耳、料酒、葱姜汁煮15分钟，下入焯好的牡蛎，加入精盐、米醋煮熟，加胡椒粉调味即可。

❈ 小贴士 ❈

木耳里的植物胶质有较强的吸附力，可以清除体内的污染物。

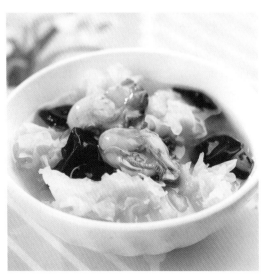

韭菜炒鸭血

原料：鸭血300克，韭菜200克，干辣椒5克。

调料：料酒、精盐、香油各适量。

做法：

1 鸭血切成长方片，入沸水锅焯熟，捞出沥水；韭菜洗净切段；干辣椒切丝。

2 锅中倒油烧热，下入辣椒丝、韭菜略炒，烹入料酒，加入鸭血、精盐炒匀，淋入香油即可出锅。

❈ 小贴士 ❈

鸭血中的血浆蛋白被消化液中的酶分解后，能产生一种解毒和润肠的物质，与侵入人体内的粉尘和金属微粒结合并排出体外。

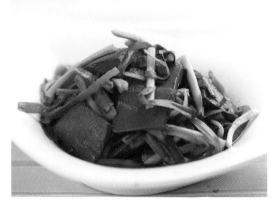

苦瓜焖鸡翅

原料： 苦瓜250克，鸡翅4个（约80克），姜汁、淀粉、蒜泥、豆豉、红辣椒丝、葱段各适量。

调料： 料酒、白糖、精盐各适量。

做法：

1 鸡翅洗净，斩块，放入碗中，加入姜汁、料酒、白糖、精盐、淀粉，拌匀；苦瓜去瓤洗净，切块，入沸水中略余。

2 锅置火上，倒油烧热，下蒜泥、豆豉爆锅，放入鸡翅，快炒至将熟，下苦瓜和红辣椒丝、葱段，加入半碗清水，盖上盖，文火焖30分钟，加精盐调味即可。

小贴士

苦瓜清热解毒、开胃消食。

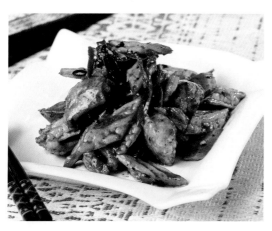

ξ 改善体质招牌菜

体内湿热的备孕女性，要尽快祛湿除热，使身体恢复到通透、轻松的状态。这样对胎宝宝的成长会更有利。

体有湿气的表现是体型肥胖，口渴但不思饮，胸满晕眩，月经周期紊乱，经血量大，大便黏液多等，可以多吃芦笋、荸荠、慈姑、香菇、赤小豆、薏米等，这些食物有祛湿作用。不要吃牛奶、汽水、番薯、马铃薯、芋头、橘子、海鲜等，这些食物会加重体内的湿气。另外，还要减少肉类的摄入。

体质偏热性，有虚热与实热之分。虚热体质的主要表现是形体瘦弱，容易口渴、烦躁，容易便秘、睡不好、耳鸣、经血量少，这样的体质是不容易怀孕的，即使怀孕，孕期生活也会比较辛苦。可以多吃些生菜色拉、果蔬汁等清凉食物，搭配西洋参、麦门冬、六味地黄丸来调理。不要吃过分寒凉的食物，如冰冻食物，以免不适加重。实热体质特征是身体壮硕、面色红赤、容易便秘、毛孔粗大、尿黄赤、怕热、喜冷饮、月经量大、容易口干、口臭，精神高涨等。这样的体质怀孕后口干、口臭、便秘的毛病会加重，而且很容易牙龈出血、肿胀等。孕前调理可以多吃一些清凉食物，而寒凉食物如冰淇淋、燥热食物、辛辣食物、油炸食物、烧烤食物、羊肉、姜等要尽量避免。

翠衣拌木耳

原料：西瓜皮500克，黑木耳30克。

调料：白糖、香油各适量。

做法：

1 削去西瓜皮硬皮，洗净，切片。

2 将黑木耳用温水泡发，入开水中略烫，捞出沥水。

3 将西瓜皮、黑木耳放入大碗内，加入白糖、香油拌匀，装盘即成。

❧ 小贴士 ❧

清热解暑，利尿祛湿，提高免疫力。

益肝利湿汤

原料：红小豆60克，花生米30克，大枣20克。

调料：红糖适量。

做法：

1 大枣用温开水浸泡5分钟，洗净；红小豆、花生米拣去杂质，洗净。

2 锅内倒入清水，加红小豆、花生米，小火慢煮90分钟，再放入大枣与红糖，继续煮30分钟，至红小豆和花生米酥烂即成。

❧ 小贴士 ❧

补血益肝，健脾利湿，清热消肿，行水解毒。

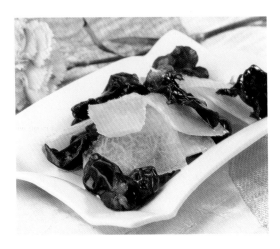

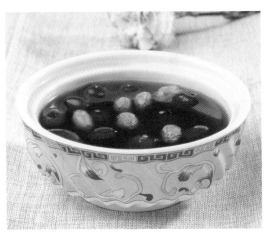

芦笋炒大虾

原料：芦笋250克，青虾8只（约160克），蒜末适量。

调料：精盐各适量。

做法：

1 芦笋洗净，切成小段；青虾洗净，去头、虾线，保留尾部。

2 锅内放油烧热，放入蒜末爆炒，再放入青虾，炒至表面颜色由透明转为红色，然后加入芦笋、精盐，大火快炒至芦笋变得翠绿即可。

香菇烧海红

原料：干海红150克，水发香菇100克，笋50克，淀粉、高汤各适量。

调料：料酒、精盐、酱油各适量。

做法：

1 干海红用温水泡发，洗净，放入碗内，倒入高汤，入笼内蒸透，取出，择去杂质及硬筋。

2 香菇洗净，切片；笋洗净，切片。

3 锅置火上，倒油烧热，再加高汤、料酒、酱油、精盐、香菇片、笋片、海红，烧沸入味后用淀粉勾芡，盛起装盘即成。

❧ 小贴士 ❧

利尿祛湿，补充叶酸、维生素，提高免疫力。

❧ 小贴士 ❧

补五脏，利腰脚，调经活血。

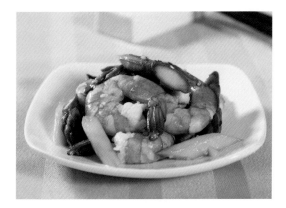

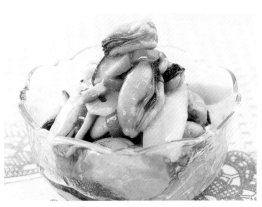

孕前营养准备

陈皮鸡翅汤

原料：鸡翅5只（约150克），茯苓12克，大枣6枚，陈皮4克，甘草3克。

调料：精盐适量。

做法：

1 锅内烧开热水，放入鸡翅汆烫过，捞起以冷水冲净，沥干水分。

2 陈皮以小布袋包好，放入锅内，再将茯苓、甘草、大枣过水洗净加入，并加入5杯水及鸡翅。

3 煮沸后改小火再煮约30分钟，加精盐调味即可。

小贴士

改善腹部闷胀，调理脾胃。

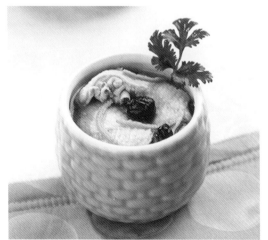

冬瓜红豆粥

原料：冬瓜200克，粳米50克，红豆30克。

调料：香油适量。

做法：

1 冬瓜洗净切块；红豆浸泡4小时；粳米淘净。

2 将冬瓜块、红豆和粳米放入锅内，加适量清水，大火煮沸后，改小火熬煮至豆烂、米开花时，调入香油即成。

小贴士

补中益气，利水消肿。

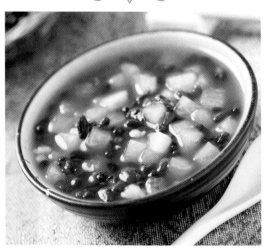

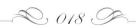

孕前营养准备

ξ 补气养血招牌菜

做好怀孕前的身体准备和营养补充，对每一位备孕女性来说都非常重要。备孕女性如果是气虚、血虚或者瘀血的体质，最好能提前半年开始着手改善。

气虚体质

气虚体质主要表现是抵抗力较低，少气懒言，语声低微，乏力疲倦，常出虚汗，动则更甚等。备孕女性如果有相应症状，孕前调理主要是多吃补气的食品，如小米、粳米、糯米、莜麦、扁豆、菜花、胡萝卜、香菇、豆腐、马铃薯、红薯、牛肉、兔肉、猪肚、鸡肉、鸡蛋、鲢鱼、黄鱼、比目鱼等。

血虚体质

血虚体质主要表现为面色苍白或枯黄、没有光泽，嘴唇、指甲缺少血色，头晕目眩，心悸失眠，手足麻木，月经量少或经期延后，甚至闭经等。血虚的备孕女性在孕前可以多吃含铁质的食物，如动物肝脏、瘦肉、禽蛋、牛奶、大豆及豆制品、红枣、葡萄、樱桃、苹果等。

小贴士

除了在饮食上加以调理，最好是加强体育锻炼，以加快血液循环，促进新陈代谢，从而进一步改善体质。

清蒸黄花鱼

原料：黄花鱼1条（约300克），姜、葱各适量。

调料：料酒、精盐各适量。

做法：

1 黄花鱼洗净，去内脏，两侧斜剖数刀；葱、姜切丝。

2 净鱼涂上料酒、精盐，鱼腹中放入葱姜丝，摆入盘中，上面再撒上葱姜丝，上笼蒸8~10分钟即可。

小贴士

黄花鱼含丰富的蛋白质、微量元素和维生素，具有滋补身体、调经去热之效。

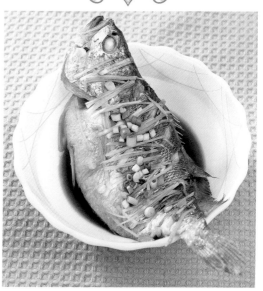

孕前营养准备

 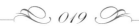

红煨酥牛肉

原料：牛肉750克，葱段、姜片、八角、桂皮各适量。

调料：白糖、料酒、酱油、香油、精盐各适量。

做法：

1 牛肉洗净，切成方块，放沸水锅里煮20分钟后捞出洗净。

2 砂锅内先放入葱段、姜片，再放入牛肉，加料酒、酱油、白糖、八角、桂皮、香油、精盐。

3 加清水淹没牛肉，盖严砂锅盖，用旺火烧沸后改用微火焖烧至牛肉酥烂即可。

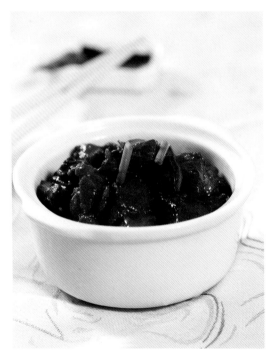

毛豆鸡丁

原料：鸡胸肉150克，去荚毛豆100克，人参9克，熟地6克，肉桂4克，白术4克，胡萝卜25克，干姜2克，淀粉适量。

调料：香油、精盐各适量。

做法：

1 干姜、人参、白术、熟地分别洗净，放锅内，加2杯水，大火煮沸后改小火煮约15分钟，加入肉桂，煮约2分钟，将药材汁滤出。

2 鸡肉切丁，加入1汤匙药材汁及淀粉拌匀。胡萝卜洗净切小丁，与毛豆一同入锅焯烫2分钟，投凉沥水。

3 锅内倒油烧热，放入鸡丁，炒至八成熟，将毛豆及胡萝卜放入锅内，淋上药材汁，焖煮约5分钟，加精盐调味，淋上香油即可。

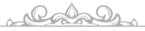

小贴士

毛豆具有润燥消水、清热解毒、益气的功效；鸡肉对未准妈妈营养不良、畏寒怕冷、乏力疲劳、月经不调、贫血、虚弱等症状有很好的食疗作用。

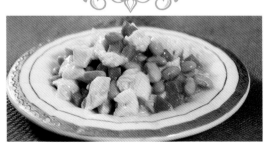

鲢鱼汤

原料：鲢鱼肉250克，丝瓜200克。

调料：精盐适量。

做法：

1 丝瓜洗净，去皮切片；鲢鱼肉洗净切片。

2 将鲢鱼肉放入锅中，加水烧开，下丝瓜片，煮熟后加精盐调味即可。

当归远志紫米粥

原料：糯米100克，紫米50克，当归9克，远志6克，大枣8枚。

调料：冰糖适量。

做法：

1 远志用小布袋包好；当归、大枣、紫米、糯米分别淘洗干净。

2 锅中放紫米，加入8杯水及远志，煮熟后改小火煮约10分钟。

3 再加入糯米、冰糖，再加入当归、大枣，用小火再煮约25分钟即可。

胡萝卜虾皮汤

原料：胡萝卜150克，虾皮20克，葱花适量。

调料：精盐、香油各适量。

做法：

1 胡萝卜洗净，去皮切丝；虾皮用温水稍泡，洗净。

2 净锅上火，倒油烧热，放入葱花爆香，下胡萝卜煸炒到八成熟，倒入水烧沸，加入虾皮、精盐，淋入香油即可。

小贴士

虾皮中钙的含量极为丰富，有"钙库"之称。所以此汤能增强备孕女性机体的免疫功能，改善备孕女性气虚、血虚或者瘀血的体质。

小贴士

紫米富含蛋白质、氨基酸、淀粉、粗纤维、铁、钙、锌、硒等微量元素，能提高备孕女性的免疫力，改善备孕女性的体质。要注意的是紫米不宜用力搓洗，浸泡过紫米的水也含丰富的营养，可以随同紫米一起蒸煮。

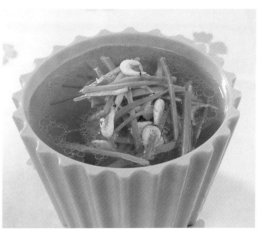

孕前营养准备

疑难解答

¿ 吃维生素E丸会让女性更容易怀孕吗?

维生素E的别名是生育酚或产妊酚,能维持生殖器官正常机能,促进卵泡的成熟,使黄体增大,增加黄体酮的作用,从而增加受孕率,这让不少女性视维生素E为孕前必服的良药。

实际上,人体一般都不会缺乏维生素E。孕前是否需要服用维生素E应该根据个人的具体情况确定。建议准备在孕前服用维生素E的女性,一定要咨询专业的医生,不要随意滥用,因为当服用高剂量时(每天高于1200国际单位),它可引起反胃、胃肠胀气、腹泻和心悸的不良反应。

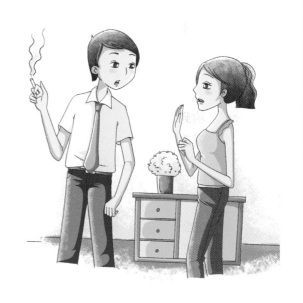

¿ 男性吸烟对精子质量影响大吗?

不论是备孕男性还是备孕女性最好在孕前1年就戒烟。

香烟里的有害物质可以通过吸烟者的血液循环进入生殖系统,对生殖细胞有损害,导致卵子和精子发生基因突变,造成胎宝宝畸形和智力低下等。同时,烟龄越长,吸烟量越大,精子的数量越少,精子的畸形率也越高。

精子发育不良,会增加流产、死胎和早产的发生率,或者使婴儿出现形态功能等方面的缺陷。

¿ 嗜酒的备孕父母什么时候开始戒酒比较好?

大量饮酒可导致精子质量下降,备孕女性长期大量饮酒则可能导致胎宝宝唇裂、腭裂、智力低下等。

嗜酒的备孕父母应该在孕前10个月开始戒酒，还可以去医院做个检查，咨询医生后确定何时开始戒酒。喝酒并不严重的备孕父母，在备孕前1个月内禁酒，即使啤酒或其他低度酒也要避免。

妈妈挑食对未来的宝宝有影响吗？

对于准备怀孕的女性而言，偏食、挑食不再是小问题。因为不同食物中所含的营养成分不同，含量也不等。偏食、挑食往往可造成某类营养素缺乏或体内储存量少的情形，进而影响到卵子的质量。所以，女性在孕前应该尽量改掉挑食、偏食的小毛病，吃得杂一些，保证营养均衡全面。

吃素食会影响受孕能力吗？

吃素食也会影响女性的受孕能力。

素食女性进食蛋白质过少，从而导致激素分泌失常、月经周期紊乱，久而久之可能造成不孕。

因此，如果女性想成功受孕，最好改掉吃素食的习惯，不要为了减肥就完全放弃吃鱼吃肉。尤其是年龄超过35岁的女性，生育能力本身已经下降，更要谨慎行事。

从什么时候开始补充叶酸好？

目前一般建议女性在备孕的前3个月就开始摄取叶酸，从孕前开始每天服用400微克的叶酸，可降低70%的新生儿神经管缺陷发生概率。

不过，如果准妈妈孕前没有补充叶酸也不用过分担忧，因为平时饮食中的叶酸仍然可以起到降低胎宝宝发育异常的作用。

准爸爸也要补叶酸吗？

叶酸对男性精子意义同样重大，备孕男性也要注意补充叶酸，摄入叶酸水平高的未准爸爸，其精子出现异常的危险系数就会降低20%~30%。如果男性体内叶酸水平过低，就会使精液中携带精子的活动能力随之减弱，使得受孕困难。男性补充叶酸不需要像女性那样按计划服用叶酸片，可以合理地进补叶酸制品，也可以多吃一些富含叶酸的食物。

食补能替代叶酸补充剂吗？

由于叶酸是一种水溶性的B族维生素，遇光、遇热就不稳定，容易失去活性，所以，虽然含叶酸的食物很多，但人体真正能从食物中获得的叶酸并不多。如蔬菜贮藏2~3天后叶酸损失50%~70%；煲汤等烹饪方法会使食物中的叶酸损失50%~95%；盐水浸泡过的蔬菜，叶酸的成分也会损失很大。

所以，要想从食物中摄入叶酸，就必须在食物的储存、烹饪上多加注意。在用食物补充叶酸的同时，备孕父母还可以根据需要适当补充叶酸制剂。

孕前营养准备

Part 2

孕1月

本月孕妈妈须知

1 如果身体状况一直很好，这个月的营养供给可以不必太费心思，保证食品选择是多样的、充足的就可以了；如果以前经常采用控制饮食的办法减肥，或者本身体重较轻、长期素食，甚至有贫血、营养不良等症状，要及时调整，尽快使身体恢复到最佳状态。

2 良好的饮食习惯能一生受益，包括：

三餐定点：养成定点吃饭的习惯。

三餐定时：理想的吃饭时间为早餐7~8点，午餐12点，晚餐晚上6~7点，吃饭时间30~60分钟。

三餐定量：三餐不宜被忽略或合并，每餐各占一天所需热量的1/3，或呈倒金字塔形——早餐丰富、午餐适中、晚餐少量。

营养均衡：多变换食物的种类，尽量包括主食（米、面或其他杂粮），有色蔬菜（红、黄、绿色）与水果，鱼、肉、禽、蛋、奶及豆制品，食用油，调味品，坚果类食品等，保证营养充足。

3 合理搭配食物，夫妻双方每人每天各种食物建议摄入量：

主食	400~600克
肉类	150~200克
鸡蛋	60~120克
豆制品	50~150克
蔬菜	500克
水果	100~150克
坚果	20~50克
牛奶	500毫升

4 整个孕期要保证足量叶酸的摄取，这有利于胎宝宝的发育，预防畸形。

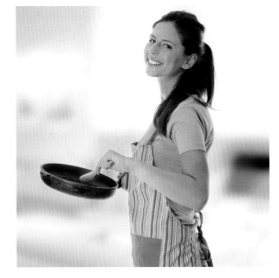

孕二月

孕1月营养饮食知识

ξ 补充维生素E

孕期对维生素E的需求量

孕妈妈对维生素E的适宜摄入量为每日14毫克，若过量摄入维生素E，会抑制胎儿生长，损害凝血和甲状腺功能，还可使肝脏的脂肪蓄积。

食物来源

富含维生素E的主要食物有：全麦、糙米、核桃、玉米粉、蛋、牛奶、花生、花生酱、燕麦、番薯、大豆、小麦胚芽、坚果类、绿叶蔬菜、谷类、玉米油、花生油、动物肝脏、鸡肉、芝麻、南瓜、绿花椰菜、玉米、蜂蜜。

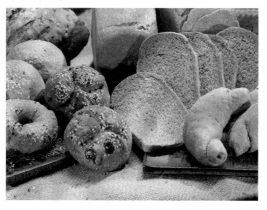

ξ 补充维生素A

孕妈妈对维生素A的需求标准

建议孕妈妈的每日维生素A摄入量，孕初期为0.8毫克（约2640国际单位），孕中期和孕晚期为0.9毫克（约2970国际单位），孕期可耐受的最高摄入量为每天2.4毫克。

富含维生素A的食物

维生素A以两种形式存在：一种叫视黄醇，主要存在于动物肝脏、乳汁、蛋黄、强化谷物等食物中。另一种叫胡萝卜素（又称维生素A原，以β-胡萝卜素最为重要），可以在人体内转为维生素A，主要存在于红黄色的蔬菜和水果中，胡萝卜、红薯、南瓜、番茄、柿子中的含量最多。

补充维生素A的注意事项

1 虽然怀孕期间不能缺乏维生素A，也要注意不能摄入过量。如果孕妈妈体内的维生素A过多，对胎宝宝发育极为不利，很有可能生下畸形儿。

2 如果通过口服含有维生素A的复合维生素片或单纯的维生素A来补充，一定要遵照医生嘱咐。β-胡萝卜素在体内可根据机体需

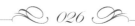

要转化为维生素A，多余的β-胡萝卜素将排泄出去，不受剂量的限制，是既安全又方便的补充方法，推荐使用。

3 维生素A属于脂溶性维生素，吃富含维生素A的食物时适量摄入一些脂肪，可以促进维生素A的吸收。

4 维生素E、卵磷脂等抗氧化剂有利于维生素A的吸收，在补充维生素A的同时，可以搭配补充这些抗氧化剂。

ξ 补铁

怀孕后，孕妈妈的血容量扩充，铁的需要量会增加一倍，如果不注意铁质的摄入，很容易就会患上缺铁性贫血，并可能使胎宝宝将来也患上缺铁性贫血。

可以帮助孕妈妈补铁的食物

1 黑木耳。是含铁最高的一种食物，所以缺血的孕妈妈要多吃些黑木耳，每个星期都吃2~3小碗，特别是黑木耳煮红枣。如果有习惯性流产或者有见红现象的，不要吃黑木耳。

2 动物肝脏。尽管动物的肝脏含丰富的铁，但孕妈妈也不要吃得太多，因为肝脏里面含过多的维生素A和胆固醇，多食会导致胎宝宝发育异常。

3 深绿色的蔬菜。深绿色的蔬菜都含铁，但是菠菜要提一下——菠菜里含有大量的草酸，会抑制钙、锌的吸收，所以要改变一下烹调的方法，菠菜不要炒着吃，可以先用开水烫2分钟后捞起来，然后拌着吃。

4 一些豆制品、海带等，含铁也较高，还有一些动物蛋白，如牛肉、猪肉、鸡肉、鸡大腿肉等，因为红肉里含铁较高，建议多吃牛肉。

怎样从食物中获取更多铁

1 用铁锅做菜。由于铁锅导热度适中，在烹饪中易与酸性物质结合，使食物中的铁元素含量增加10倍，由于盐、醋对高温状态下的铁的作用，加上锅与铲、勺的相互摩擦，使锅内层表面的无机铁脱屑成直径很小的粉末。这些粉末被人体吸收后，在胃酸的作用下转变成无机铁盐。

2 少喝咖啡和茶，或者在两餐之间喝。因为咖啡和茶中含有酚类的化合物，会影响铁的吸收。

3 菠菜、豆制品和奶制品同食也会降低铁的吸收率。因为菠菜中的铁是非血红素铁，谷类中的磷酸盐、植酸、草酸、鞣酸等可与非血红素铁结合，形成不溶性的铁盐而使身体无法吸收。

4 钙本身会降低铁的吸收。因此，如果孕妈妈服用钙补充剂或含钙的抗酸剂，要在两餐之间。

孕一月

 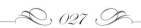

₷ 避开这些易导致流产的食物

有些食物容易导致流产，孕妈妈要注意避免食用。

易导致流产的食物：

食物	危害
薏米	对子宫平滑肌有兴奋作用，可促使子宫收缩，因而有诱发流产的可能
螃蟹	性寒凉，可用于活血祛瘀，也因而对怀孕不利，尤其是蟹螯，易引发流产
甲鱼	性寒，有滋阴益肾的功效，但同时还有着较强的活血散瘀作用，若误食容易造成流产
马齿苋	性寒凉而滑利，对于子宫有明显的兴奋作用，能使子宫收缩次数增多、强度增大，易造成流产
桂圆	性温味甘，极易助火，动胎动血。食用后可能会出现燥热现象，甚至引起腹痛、"见红"等流产症状，甚至引起流产或早产
杏、杏仁	味酸性热，有滑胎作用
山楂	对子宫有收缩作用，若大量食用山楂食品，就会刺激子宫收缩，甚至导致流产
芦荟	芦荟含有一定的毒素，中毒剂量为9~15克。若饮用芦荟汁，可能会导致骨盆出血，甚至造成流产

₷ 孕妈妈多吃安胎食物

在孕早期，孕妈妈可以吃一些营养又安胎的食物，保证胎宝宝的营养和健康。

葵花子

葵花子富含维生素E，如果孕妈妈缺乏维生素E，容易引起胎动不安或流产后不容易再孕。孕期多吃一些富含维生素E的食物，如每天吃2汤勺葵花子油，即可满足所需，有助于安胎，降低流产的危险性。除葵花子外，富含维生素E的食物还有：麦芽糖、谷类、豆类、牛奶、鱼、绿叶蔬菜及各种植物油等。

核桃和芝麻

核桃和芝麻具有补气养血的功效，具有安胎作用。同时核桃和芝麻可以促进胎宝宝的脑部发育。

鱼类

孕期每周吃1次鱼有助于降低早产的可能性。而且，鱼体中含有的DHA是一种必需脂肪酸，这类物质在胎宝宝的脑发育中起着重要作用。

慎食易致胎宝宝畸形的食物

怀孕前3个月，是胎宝宝中枢神经系统发育的关键时期，因此也是致畸敏感期，日常生活里要多注意，尽量避免食用致畸物。

过多的酸性食物

孕妈妈过多地食用肉、鱼、巧克力、白糖等酸性食物，其体液会"酸化"，使母体内的激素和其他有毒物质分泌增加，是造成胎宝宝腭裂、唇裂及其他器官发育畸形的一个重要原因。

受污染食物

有些鱼类容易受汞的污染，如剑鱼、金枪鱼、鲈鱼、鳟鱼、梭子鱼等，每周食用不要超过1次，以免汞过量，伤害胎宝宝神经。

自来水管中，可能含有一定量的铅，铅是一种致畸物。每次用水时，最好能把水管打开，将老旧水放掉，随后流出的水才可以用。自来水管的热水，不要直接饮用，也不要用来煮饭。食用水，最好是经冷自来水煮沸。

含有弓形虫的食物

蔬菜、水果表面，还有猪肉、牛肉和羊肉中，容易寄生弓形虫，弓形虫也是一种会致畸的寄生虫，且特别容易感染胎宝宝。所以水果、蔬菜吃前要仔细清洗；肉类一定要加工熟透再吃，切生肉和内脏的菜板要和其他的菜板分开；孕妈妈接触过这些后要仔细洗手。

孕妈妈宜少吃的调味品

孕妈妈孕期饮食宜清淡，有些调料，应该少吃为宜。

味精

味精不能吃太多，太多的味精会减少体内的含锌量，不利于胎宝宝神经系统的发育。

醋

孕妈妈也不宜吃太多醋，摄入太多醋，会加重孕妈妈疲乏、无力的感觉。

热性调料

热性调料，如花椒、茴香、桂皮、辣椒、五香粉等，也不宜吃太多，尤其出现了上火现象的孕妈妈更要少吃，以免引起便秘，影响胎宝宝。而姜、蒜作为开胃食物，孕妈妈可以食用，但也要适量，不能吃太多，尤其孕妈妈有上火情况时。

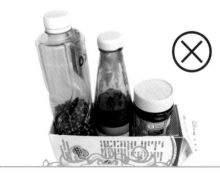

孕一月

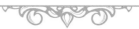

小贴士

孕妈妈不宜食用太多盐，推荐摄入量是每天不超过6克。盐如果摄入太多，容易导致妊娠高血压。

₹ 高龄孕妈妈的饮食原则

临床上把35岁以上孕妇称为高龄孕妇。但是一般来说，女人的最佳生育年龄是24~30岁，超过30岁的孕妈妈也要多加注意。

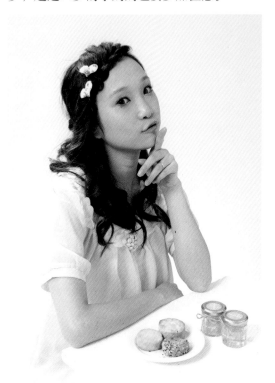

忌口，有所节制

相对于20多岁怀孕的孕妈妈来说，高龄孕妈妈在怀孕期间更容易发胖。因此，只要稍微不注意，都会导致体重过度增加，使发生妊娠糖尿病等并发症的概率上升，同时还可能因为腹中的胎宝宝长得太大而给分娩带来困难。因此，高龄孕妈妈饮食一定要有所节制，控制体重。

以高蛋白、低脂肪、性温和的食物为宜

对于高龄孕妈妈来说，一份平衡饮食包括：每日摄取蛋白质（肉类、鱼、蛋），碳水化合物（面、米）和维生素（新鲜的水果、蔬菜），同时还应该摄入必要的脂肪酸，这些可以从鱼、坚果、绿色蔬菜中获得。

远离含糖高的食物

糖分是造成过度肥胖的元凶，所以，高龄孕妈妈应该注意避免吃下列食物：糖果、巧克力、冰淇淋、可乐或人工添加甜味素的果汁饮料、含糖花生酱、沙拉酱、人造奶油等。

❋ 小贴士 ❋

高龄孕妈妈也不要过于担心，随着医学技术的进步，只要合理调养，定期检查，一样能生出健康聪明的宝宝。

营养招牌菜推荐

⸮ 葡萄干酿苹果

原料：苹果300克，葡萄干30克，青梅、蜜枣、核桃仁各10克，糖桂花、水淀粉各适量。

调料：白糖80克。

做法：

1 将苹果洗净，用刀在果蒂外旋下蒂把做盖用，挖去果核。

2 将葡萄干、青梅、蜜枣、核桃仁均切成细丁，分别装入苹果内，盖上果蒂盖，上笼用旺火蒸透取出，放入盘中，去果蒂盖。

3 砂锅上火，放入清水、白糖、糖桂花，煮沸，用水淀粉勾芡，淋在苹果上即成。

⸮ 虾仁锅巴

原料：锅巴300克，虾仁、芡粉、鸡肉丝各50克，鸡汤、葱花、姜丝各适量。

调料：精盐、料酒各适量。

做法：

1 锅巴切成5厘米长、2厘米宽的块。

2 将虾仁、鸡肉丝、鸡汤、芡粉、精盐、料酒、葱花、姜丝同入锅中，中火熬成卤汁。

3 锅内加入植物油，烧至八成热，放入锅巴，炸至黄色，取出沥油，放入大碗内，上桌后浇入卤汁即成。

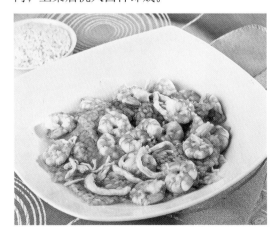

小贴士

葡萄干和苹果内含大量葡萄糖、多种矿物质、维生素、氨基酸，能补充孕妈妈体内所需的碳水化合物和脂肪，同时也能确保胎宝宝的正常发育。

孕一月

ξ 小米蒸排骨

原料：猪排骨300克，小米100克，干豆豉1大匙，葱50克，姜、甜面酱各适量。

调料：料酒2小匙，精盐、冰糖各适量。

做法：

1 小米淘洗干净后用水浸泡20分钟左右；排骨洗净，剁成4厘米长段。

2 豆豉剁细；冰糖研碎；姜切末，葱切成葱花备用。

3 将排骨加豆豉、甜面酱、冰糖、料酒、精盐、姜末、少许植物油拌匀，装入碗内，在上面撒上小米，上笼用大火蒸熟。

4 取出放入盘内，撒上葱花即可。

◇ 小贴士 ◇

排骨除含蛋白、脂肪、维生素外，还含有大量磷酸钙、骨胶原、骨粘连蛋白等，可以为孕妈妈补充体力，促进胎儿的生长发育。

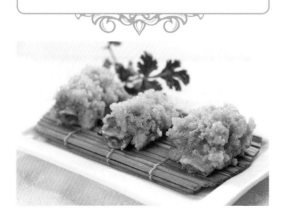

ξ 糖渍柠檬

原料：鲜柠檬100克。

调料：白糖适量。

做法：

1 柠檬去皮、核，切小块，放入锅中加适量白糖腌24小时。

2 锅置火上，将腌渍出少许汁水的柠檬和汁水一起倒入锅中，用小火煨至汁干。

3 将柠檬装盘凉凉，拌入少许白糖即可。

◇ 小贴士 ◇

柠檬酸汁有很强的杀菌作用。柠檬还能促进胃中蛋白分解酶的分泌，增加胃肠蠕动，促进消化，缓解孕期孕吐的症状。

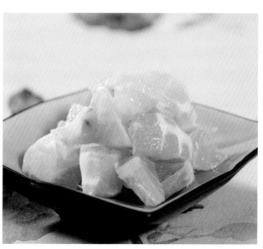

孕一月

ξ 猕猴桃酸奶

原料： 猕猴桃80克，原味酸奶200毫升。

调料： 无。

做法：

1 猕猴桃洗净，去皮切成丁状。

2 将猕猴桃丁放入果汁机中先略为搅打一下，再倒入酸奶，拌打均匀即可。

ξ 芦笋鸡柳

原料： 鸡脯肉300克，芦笋200克，胡萝卜100克，葱末、姜末、水淀粉各适量。

调料： 料酒、酱油各2小匙，精盐、香油适量。

做法：

1 将鸡脯肉洗净切条，用1小匙料酒和1小匙酱油腌渍5分钟；芦笋洗净，切成小段；胡萝卜洗净切条备用。

2 起锅热油，放入葱末、姜末爆香，依次倒入鸡肉、胡萝卜和芦笋，加料酒、酱油和精盐炒至断生。

3 用水淀粉勾芡，淋入香油即可。

ξ 蔬菜沙拉

原料： 圆白菜100克，番茄150克，黄瓜40克，青椒20克，洋葱80克，柠檬汁1大匙，蜂蜜适量。

调料： 精盐、香油各适量。

做法：

1 所有准备好的原料分别洗净，圆白菜、番茄、黄瓜均切片，青椒、洋葱切圈。

2 把切好的原料混拌匀，放入盘子中，将精盐、柠檬汁、蜂蜜混合均匀，淋在蔬菜上，再淋上少许香油即可。

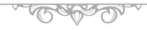

小贴士

圆白菜富含叶酸，番茄中含有丰富的胡萝卜素、维生素C和B族维生素，能有效地缓解孕吐等症状。

小贴士

芦笋中含有丰富的蛋白质、维生素、钙、磷、镁等营养物质；鸡肉则可以补中益气、增强体力。这道菜可以为孕妈妈补充丰富的叶酸，促进胎宝宝的生长发育，还可以增强食欲、预防贫血，缓解怀孕带来的乏力、头晕等症状。

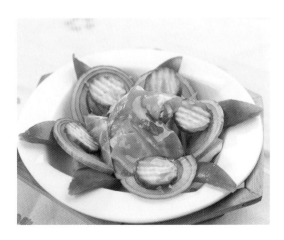

孕一月

 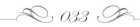

ई 三色鸡丝

原料：鸡脯肉250克，黄瓜、胡萝卜、金针菇各50克，蛋清1个，姜丝、高汤、水淀粉各适量。

调料：精盐、料酒各适量。

做法：

1. 鸡脯肉洗净切丝，用蛋清、水淀粉、精盐、料酒腌渍15分钟。

2. 金针菇洗净，入沸水中氽烫，投凉沥水控干；黄瓜和胡萝卜洗净，去皮，切丝。

3. 锅内倒油，烧至六成热，下入姜丝、鸡丝炒散，再加入黄瓜丝、胡萝卜丝、金针菇和适量高汤，翻炒均匀，加入精盐调味，出锅即可。

ई 凉拌菠菜

原料：菠菜500克，葱丝、姜丝各适量。

调料：精盐、花椒油各适量。

做法：

1. 菠菜洗净，入沸水锅焯烫至软，投凉沥水。

2. 将菠菜放碗内加精盐、葱丝、姜丝、花椒油拌匀，用盘盖住捂一会儿揭开，盛盘即可。

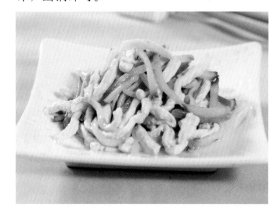

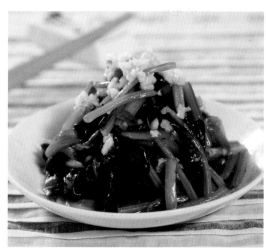

✄ 小贴士 ✄

菠菜属于粗纤维植物，含有大量的维生素 B_6、叶酸、铁和钾等元素，可促进肠道蠕动，帮助消化，减轻孕吐的症状；菠菜还含有铁质，能辅助治疗缺铁性贫血。

₷ 酱肉四季豆

原料：四季豆200克，牛肉、胡萝卜各100克。

调料：黑胡椒牛排酱1包，姜2片，醪糟1/2勺，淀粉、香油各少许，盐适量。

做法：

1 牛肉洗净，切成0.5厘米左右粗细的丝，放入碗中，加入黑胡椒牛排酱、醪糟、淀粉，搅拌均匀，腌10分钟左右。

2 将四季豆洗净，斜切成丝备用。将胡萝卜和姜洗净去皮，切丝备用。

3 锅内加入油烧热，加入姜丝爆香，再加入腌好的牛肉丝，大火翻炒均匀，盛出备用。

4 锅中留少许底油烧热，依次加入四季豆、胡萝卜丝，用中火炒匀。

5 加入适量清水，小火焖煮至豆熟后将牛肉丝倒入拌匀，加入盐，淋上香油，即可。

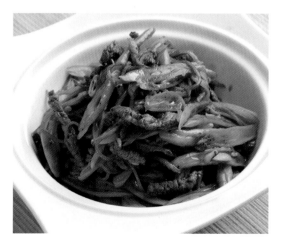

₷ 橙汁水果盅

原料：红色甜椒 25克，苹果100克，香蕉100克，白煮蛋30克，柳橙50克，低脂奶酪30毫升。

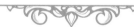

调料：无。

做法：

1 将柳橙去皮、去籽，和奶酪一起用果汁机打成橙汁酱。

2 甜椒去把后，以汤匙去籽备用。

3 将苹果、香蕉及白煮蛋切丁放入甜椒中，最后淋上橙汁酱即可。

❧ 小贴士 ❧

橙汁水果盅含有丰富的维生素C、蛋白质、碳水化合物以及人体必需的营养元素，可以缓解孕早期孕吐，提高免疫能力。

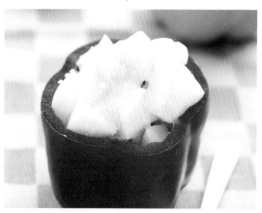

孕一月

 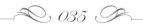

ε 蒜薹烧小黄鱼

原料：小黄鱼500克，蒜薹200克，姜丝、葱花、高汤各适量。

调料：白糖、精盐、料酒各适量。

做法：

1 将小黄鱼剖洗干净，加入精盐、料酒，腌渍1小时左右，再放入油锅炸至金黄；蒜薹洗净切段。

2 起锅热油，倒入高汤，加精盐、料酒、姜丝、白糖，汤开后放入鱼和蒜薹。

3 待蒜薹熟透后撒上葱花即可。

ε 生姜炖牛肚

原料：牛肚300克，生姜20克。

调料：料酒、精盐、香油各适量。

做法：

1 牛肚切成条片，下入沸水锅中焯透捞出；生姜削去外皮，切成片。

2 锅内放入清汤，下入姜片煮10分钟左右。

3 下入肚片、料酒、精盐烧开，炖20分钟左右。

4 出锅盛入汤碗，淋入香油即可。

小贴士

这道美食富含蛋白质、脂肪、糖，维生素、钙、铁等多种营养成分，有益气填精、健脾开胃、安神止痛的功效。在帮助孕妈妈预防消化系统疾病的同时，还能够增进食欲，缓解孕吐的症状。

小贴士

牛肚有补益脾胃、补气养血的功效；生姜可发表散寒、温胃止吐。这道美食可为孕早期孕妈妈提供丰富的蛋白质、钙、磷和多种维生素，有利于胎宝宝的早期发育和母体营养需求，对妊娠呕吐症有一定疗效。

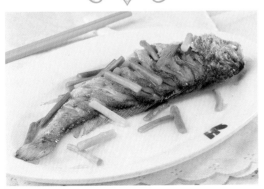

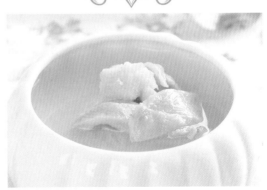

疑难解答

ɛ 孕早期需要喝孕妇奶粉吗?

"孕妇奶粉"是专门为孕妈妈准备的一种奶粉,它在牛奶的基础上,特别添加了叶酸、钙、铁、DHA等各种孕期所需要的营养成分。

孕早期孕妈妈可以不用喝"孕妇奶粉",因为孕早期胚胎较小,生长比较缓慢,所需热能和营养素基本上与孕前相同,所以在孕早期不需要马上食用孕妇奶粉。再加上早孕反应,孕妈妈可能也喝不下孕妇奶粉。

到了妊娠中期,随着恶心、呕吐等不适慢慢减退、消失,孕妈妈的胃口越来越好,胎宝宝所需的营养也越来越多了。即便均衡饮食,也有相当一部分孕妈妈由于食量、习

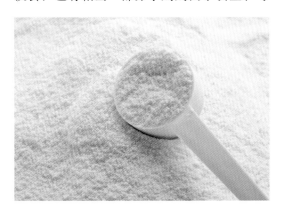

惯等,仍难以获得满足胎宝宝生长及自身健康的诸多营养素,尤其是钙、铁等。所以建议有条件的孕妈妈可以在孕中、晚期,把孕期所需的牛奶换成孕妇奶粉,来弥补营养不足。

ɛ 为什么孕早期口味会发生改变?

从医学的角度来看,形形色色的孕期胃口或味道喜好改变,是为了提供胎宝宝适当的生长环境,供给足够的营养,让胎宝宝能良好成长。

导致变化的因素有很多,一般来说,最早是自怀孕7日起,激素产生变化,而因激素改变引起行为上的五感变化,多半是在5~6周后才会渐渐出现,或轻或重,又因人而异。激素所导致的身体变化中,味觉的变化最明显。

怀孕还会激发孕妈妈潜藏的感官欲念,除了口腹之欲,鼻子也许还会变得格外灵敏,让孕妈妈对食物的味道、气味的喜好发生改变。

灵敏的嗅觉其实是会让孕妈妈自觉抵触有害物质,如烟或过期的食物,对身体来说反而是一种自我保护的措施。

孕二月

₹ 怀孕后还能吃辛辣食物吗？

在怀孕早期由于妊娠反应，大部分孕妈妈食欲不佳，适当吃些辣椒，有助于增加食欲。不过，虽然还没有科学依据证明怀孕早期吃辣椒对孕妈妈及胎宝宝有不良影响，但因为怀孕时体质会改变，再加上吃多了辣味食物容易上火，所以会引起便秘，严重的还会引发痔疮。另外，一些辣制品含有高盐，盐分摄取过多容易造成孕期水肿。

因此，在怀孕初期胚胎着床尚未十分稳定前（即怀孕12周之前），建议尽量避免食用会刺激或改变肠胃蠕动的辣味食物。

如果有流产史或是有早产史的孕妈妈，则整个孕期都不建议食用过辣食物。怀孕期间吃辣，必须要掌握少量、适量、不过量的原则。

₹ 孕妈妈能吃冰镇食物吗？

在怀孕早期，多数孕妈妈都会胃火上升，即便不是在特别热的夏天，也会想吃冰淇淋、喝冰水来缓解燥热。

但是吃冰镇食物容易伤及脾胃，影响吸收和消化功能。或许一开始孕妈妈可能没觉出有什么不对劲，但时间久了，就会出现大便不畅、阴道分泌物增多等现象，严重的还可能导致阴道炎，影响正常生产。不仅如此，脾胃功能下降，会增加肠道疾病的感染、发病率，增大用药风险。

₹ 哪些孕妈妈不宜喝牛奶？

乳糖不耐受的孕妈妈

牛奶中乳糖含量较高，但必须在消化道乳糖酶作用下分解为半乳糖和葡萄糖后才能被人体吸收。如果孕妈妈属于乳糖不耐受体质，食用牛奶后就会引起腹痛、腹泻。

患有反流性食道炎的孕妈妈

研究证实，含有脂肪的牛奶会影响下食道括约肌的收缩，从而引起胃液或肠液的反流，加重食道炎症状。

患有胆囊炎和胰腺炎的孕妈妈

牛奶中脂肪的消化需要胆汁和胰脂酶的参与，饮用牛奶将加重胆囊和胰腺的负担，进而加重病情。

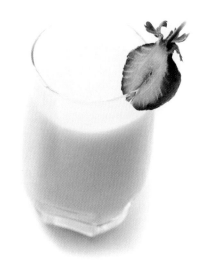

孕一月

 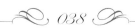

患有缺铁性贫血的孕妈妈

食物中的铁需在消化道中转化成亚铁才能被吸收利用。患有缺铁性贫血的孕妈妈若喝牛奶，体内的亚铁就会与牛奶中的钙盐、磷盐结合成不溶性化合物，影响铁的吸收利用，不利于恢复健康。

患有消化道溃疡的孕妈妈

牛奶虽可缓解胃酸对溃疡面的刺激，但因其能刺激胃肠黏膜分泌大量胃酸，会使孕妈妈的病情加重。

ξ 服药期间怀孕了，对胎宝宝影响大吗?

即使在服药期间意外怀孕，也不要立即决定终止妊娠。

应首先将用药情况详细告知医生，医生虽然不会做出肯定或否定的保证，但他可以根据用药的种类(性质)、用药时胚胎发育的阶段，药物用量多少以及疗程的长短等来综合分析有无终止妊娠的必要。

❖ 小贴士 ❖

一个卵子从初期卵细胞到成熟卵子约14天，在此期间卵子最容易受药物的影响。一般来说，女性在停药20天后受孕，比较安全；但有些药物的影响时间可能更长。因此有长期服药史的女性一定要咨询医生，才能确定安全受孕时间。

ξ 怀孕后喝酒了对胎宝宝影响大吗?

孕妈妈喝酒是导致胎宝宝智力不健全的主要因素。据统计，每500名新生儿中就有1名智障新生儿是因为妈妈孕期喝酒所致，可以说，孕期喝酒是比孕期吸烟更大的杀手。

如果孕妈妈在不知道已经怀孕的情况下喝了酒，建议到产科医院进行相关检查，明确胚胎的发育情况，必要时应积极采取相关措施处理。

因为怀孕之初孕妈妈的身体是没有太大变化的，知道自己怀孕往往是在已经怀孕4~5周之后了，而这段时间恰好也是胚胎细胞分化、器官发育成形的最关键的时段。

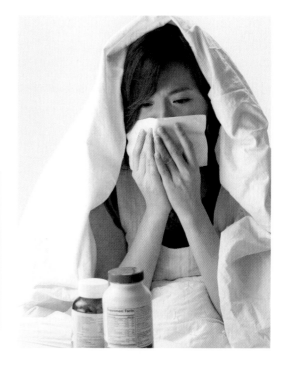

孕二月

ξ 没有补叶酸或者漏服叶酸要紧吗？

怀孕前没有补充叶酸的孕妈妈也不用太担心，因为许多食物中也是含有叶酸的，只要日常膳食种类丰富、营养均衡，不一定会缺乏叶酸，从发现怀孕时开始补起，孕期定期做检查，以排除胎宝宝神经管畸形。

如果从孕前开始就坚持补充叶酸，但期间漏服了几次，这也没有太大关系。漏服后不必补服，只要以后按时按量吃，不要再发生漏服的情况就可以。

ξ 如何改变不良的生活习惯？

怀孕后，胎宝宝的身体发育和准妈妈的身体状况密切相关，而且随着孕期的进展，孕妈妈的身体负担也会加重，所以如果有不良的生活习惯，要尽早改一改。

改变不良饮食习惯

胎宝宝在准妈妈的子宫里安顿下来，就依赖妈妈给他及时、平衡、丰富地供应营养，所以，饮食习惯要先调整。

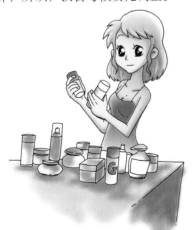

1 摄入营养要全面。偏食的准妈妈要努力改变偏食习惯，保证每天的饮食里都包含蛋白质、脂肪、碳水化合物、维生素、矿物质。

2 三餐无定点的准妈妈要保证定时定点吃饭，不要忍饥挨饿，也不要暴饮暴食。不管多忙，准妈妈都要把吃饭放在第一位，到饭点就吃饭，其他事最好往后推。此外，身边还应常备小食品，饿了就吃。

3 口味较重的准妈妈要尽量让饮食清淡一些，让身体的负担小一些，避免孕中、后期太辛苦，或发生妊娠并发症，危及胎宝宝的健康。

4 爱抽烟、喝酒、喝茶、喝咖啡、吃垃圾食品的孕妈妈，在怀孕期间一定要戒掉这些食物，为了宝宝的健康，暂时的忍耐是必需的，也是值得的。

改变不良作息习惯

作息习惯不规律，尤其是经常熬夜加班、昼伏夜出的孕妈妈，要尽快调整，坚持早睡早起，并保证充足睡眠。因为作息习惯如果不良，身体很难得到充分休息，休息不足，营养吸收和免疫功能都不佳，会影响到宝宝的健康成长，甚至发生流产的严重后果。

停止使用化妆品

许多化妆品都是含铅的，专家提醒：美白效果越好的化妆品含铅量越高，如果孕妈妈体内含铅量多，必然造成胎宝宝患各种疾病，如多动、智力低下、贫血等。所以，准妈妈们最好少用这些含铅化妆品。

Part 3

孕2月

本月孕妈妈须知

1 有了早孕反应，应选择易消化、易吸收的食物，如烤面包、饼干、大米或小米稀饭及营养煲粥等。恶心时吃干的，不恶心时吃稀汤。

2 正餐时若没有胃口可以少量多餐，一天5~6餐，甚至可以想吃就吃。

3 一定要吃早餐，而且要保证质量。

4 如果呕吐剧烈，可以尝试用水果入菜，如利用柠檬、脐橙、菠萝等做材料来烹煮食物的方法，来增加食欲，也可食用少量的醋来增添菜色美味。

5 孕早期要保证足量叶酸的摄取，这有利于胎宝宝的发育，预防畸形。

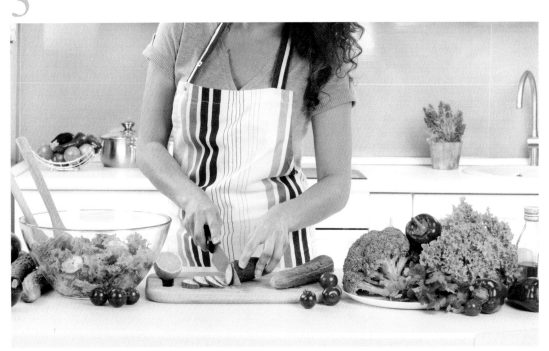

孕2月营养饮食知识

ξ 补充维生素B₆

孕妈妈对维生素B₆的需求标准

怀孕的前2个月，每天服用10mg维生素B₆能够明显减轻呕吐等早孕反应。如果妊娠反应较重，则可以在医生的指导下加大维生素B₆的剂量。

富含维生素B₆的食物

动物肝脏、鱼、蛋、豆类、谷物、葵花子、花生仁、核桃等食物中均含有较多的维生素B₆。

ξ 孕早期爱吃酸要注意的问题

酸味能刺激胃液分泌，提高消化酶的活性，促进胃蠕动，有利于食物的消化和各种营养素的吸收，对于孕早期的孕妈妈来说，怀孕后吃酸味的食物能够有利于胎宝宝和母体的健康。但并不是只要是酸味就一定是好的食物，吃酸味也是有讲究的。

吃一些带酸味的新鲜瓜果

这类食物含有丰富的维生素C，维生素C可以增强孕妈妈身体的抵抗力，促进胎宝宝正常生长发育。如番茄、青苹果、橘子、草莓、酸枣、话梅、葡萄、樱桃、杨梅、石榴等都是不错的选择。

可以喝一些酸奶

酸奶富含钙、优质蛋白质、多种维生素和碳水化合物，还能帮助人体吸收营养、排泄有毒物质，不但营养价值高，而且对厌食症状有一定的改善作用。

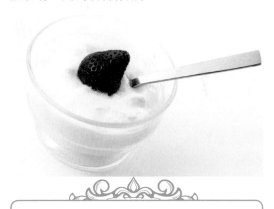

小贴士

人工腌渍的酸菜、醋制品虽然有一定的酸味，但维生素、蛋白质、矿物质、糖类等多种营养几乎丧失殆尽。而且腌菜中的致癌物质亚硝酸盐含量较高，过多地食用显然对母体、胎宝宝健康无益。

孕2月

ξ 记孕期饮食日记

要想了解自己的饮食特点以及习惯，最好的办法莫过于记录每天的饮食，只需几天，就会发现自己的饮食规律，做出改进就很容易了，这对改善孕期营养状况大有帮助。

如何写孕期饮食日记

1 边吃边写，不要在睡前再回忆今天都吃了什么，更不要在一周结束的时候才去回忆。

2 什么都要写，把孕期饮食日记放在包里，随时记下自己吃过喝过的全部东西，从一罐苏打水到随手拿来的几块饼干都要算上，这类"小吃"最容易被忽略，但对孕期健康却有很大的影响。

3 别忽略细节，一定要写明面包是否涂了果酱，汉堡里是否有奶酪，汤是否泡饼了。

4 记录要诚实，饮食日记是给自己看的，所以，千万不要假装自己的孕期饮食很健康。

5 列出自己需要摄入的营养素，将这些营养素转化成常见的食材。

6 每天提醒自己喝水，准妈妈每天需要喝6~8杯250毫升的水，水对孕期大有好处，每天都不应该忘了喝水。

孕期饮食每周小结

一周结束时，看一下自己的孕期饮食日记，这样可以看到自己过去的一周有哪些不良的饮食习惯，看看有多少次是在不太饿或情绪不好的时候吃东西的，有没有吃到列出的所有孕期营养物质……

总结一下自己在过去的一周里，哪些方面做得好，哪些方面是希望改进的。然后，写出下周孕期饮食目标，看看哪些是该多做或少做的，哪些需要改变或只要保持就行了。

ξ 别过分担心孕吐会影响胎宝宝的营养摄取

很多孕妈妈担心孕吐会影响胎宝宝的营养摄取。其实，这种担心是多余的。孕吐是孕前期的正常反应，大多数的孕妈妈都会经历这样一个过程。虽然孕吐会在一定程度上影响到胎宝宝的营养摄取，但是孕前3个月主要是胎宝宝器官分化和形成期，对于营养的需要相对较少，而孕吐反应主要在前3个月，以后会自行消失。另外，孕早期妊娠反应严重，呕吐厉害的孕妈妈，流产的可能性就相对较小。所以，孕妈妈在这一时期应该放宽心，保持乐观，并适当注意调整饮食。

ξ 孕妈妈喝水也要讲科学

适合孕妈妈的补水方法

1 缓慢，多次少饮。一次大量饮水会加重胃肠负担，使胃液稀释，既降低胃酸的杀菌作用，又会妨碍对食物的消化。另外，胃内水量过多，重量过大，还容易得胃下垂。应该分多次饮用，每次喝得不宜多，200毫升即可。

孕2月

 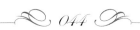

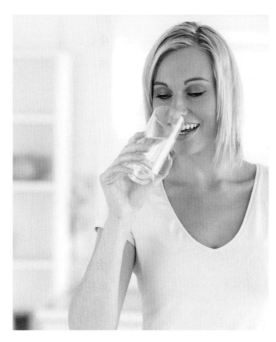

1 各种坚果如开心果、核桃等。

2 各种水果，如柑橘、香蕉、猕猴桃、葡萄、樱桃、杧果、草莓等。

3 各种干果，如干樱桃、酸角等。

4 各种新鲜蔬菜以及全麦饼干、全麦面包等。

ξ 职场孕妈妈的营养方案

绝大多数的孕妈妈在怀孕早期甚至几乎整个孕期都坚守在工作岗位上，这就意味着午餐需要在外解决，不能像在家里那样精细搭配营养。那么，孕妈妈要如何动点小心思，弥补工作餐的营养不足呢？

精心准备早餐

孕妈妈的早餐要精心准备，尽量营养丰富，最好不要随便在小摊买豆浆、油条食用。可以在头天晚上，准备一些包子，第二天热着吃，然后搭配一杯牛奶，一个鸡蛋，一碟小菜等，先把早餐吃好。

午餐合理搭配

午餐点菜时最好能考虑到营养搭配，主食和菜都要有，菜最好荤素搭配。另外，尽量吃蒸煮的或者大火爆炒的菜，这样的食物营养保留较好，而红烧和油炸的尽量不点。

营养加餐

孕妈妈可以在办公室里存一些或包里带一些水果或干果，饭后半小时吃一些，作为午餐的补充。

2 空腹喝水。空腹喝水，水会直接从消化管道中流通，被身体吸收，因此早上起床后是最佳的补水时间。

3 不要口渴才喝水。感到口渴才喝水，说明身体的水分已极度失衡。孕妈妈正确的饮水方法是：每隔2小时一次，每日8次，共1600毫升。

ξ 正餐之外，加些零食

怀孕之后，孕妈妈的饮食又增加了不少的禁忌，薯片、烧烤、油炸食品等零食都要少吃，等到妊娠反应来了，更是看到什么油腻的东西都没胃口，正餐的进食量大大减少。为了保证营养，正餐之外的加餐，也就是零食就非常重要了。那孕期可以选择哪些健康又解馋还富含营养的零食呢？

孕2月

营养招牌菜推荐

ε 海带豆腐汤

原料：豆腐200克，海带100克，姜丝适量。

调料：精盐适量。

做法：

1 豆腐洗净，切成方块；海带洗净，切成条。

2 锅内加适量清水，放入海带、姜丝，大火煮开后转小火煮至海带变软。

3 下豆腐块，加精盐调味，煮5分钟即可。

ε 三鲜膳丝汤

原料：鳝鱼肉、黄瓜各50克，猪瘦肉30克，鸡蛋1个（约60克），水淀粉、葱姜丝、鲜汤各适量。

调料：精盐、料酒、香油各适量。

做法：

1 鳝鱼肉洗净，入沸水中烫熟，拆肉切丝；黄瓜去皮、瓢，切丝；猪瘦肉洗净，切丝。

2 鸡蛋打匀，淋入刷过油的锅中制成蛋皮，取出切丝。

3 炒锅置火上，下油烧热，投入葱姜丝爆出香味，加鲜汤烧开，下入猪瘦肉丝，烹料酒，

投入鳝鱼丝、黄瓜丝、蛋皮丝，调入精盐。

4 待汤开后，淋水淀粉勾芡，起锅盛碗内，撒上葱丝，淋入香油即可。

ε 黄豆排骨汤

原料：排骨400克，黄豆100克。

调料：精盐适量。

做法：

1 黄豆用清水泡软，清洗干净；排骨用清水洗净，放入滚水中烫去血水备用。

2 汤锅中倒入适量清水烧开，放入黄豆和排骨，以中小火煲3小时，起锅加精盐调味即可。

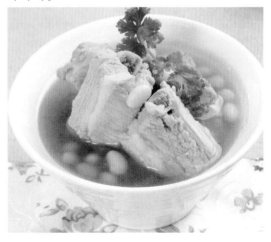

ξ 鱼头木耳汤

原料： 鱼头1个（约300克），水发木耳、油菜各50克，冬瓜100克，猪油100克，葱段、姜片、胡椒粉各适量。

调料： 精盐、白糖、料酒各适量。

做法：

1 将鱼头刮净鳞、去腮片，洗净后抹上精盐稍微腌渍；冬瓜去皮后洗净切片，油菜、木耳择洗干净。

2 锅置火上，放入猪油，把鱼头沿锅边放入，煎至两面金黄时，烹入料酒，加盖略焖。

3 再加白糖、精盐、葱段、姜片、清水，用旺火烧沸后改小火焖煮。

4 待鱼眼凸起，鱼皮起皱，汤汁呈乳白色而浓稠时，放入冬瓜、木耳、油菜加胡椒粉，烧沸后即可。

ξ 木耳肉丝蛋汤

原料： 猪瘦肉50克，鸡蛋1个（约60克），菠菜50克，水发笋片30克，水发木耳、水发海米各10克，高汤适量。

调料： 酱油、精盐、香油各适量。

做法：

1 猪瘦肉洗净，切成细丝；鸡蛋打入碗内，搅匀；菠菜择洗干净，入沸水中焯一下，捞出沥水，切成段；水发木耳洗净切块，笋片洗净切丝。

2 炒锅内注入高汤，烧沸，下入肉丝、海米、木耳、笋丝、菠菜，加精盐、酱油调味，汤沸后淋入蛋液，加入香油搅匀即可。

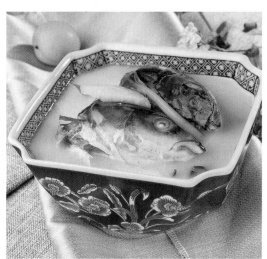

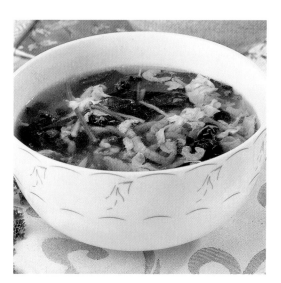

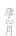

孕2月

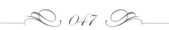

ξ 番茄牛骨汤

原料： 牛骨300克，牛肉、土豆各200克，红萝卜、番茄各100克，黄豆50克，姜2片。

调料： 精盐适量。

做法：

1 将牛骨斩成大块洗净，牛肉洗净切片，一起放入开水中汆烫后捞出；红萝卜、番茄、土豆去皮切成块。

2 将牛骨、牛肉、黄豆、姜片放入炖锅加适量水大火烧开后转小火煮半小时。

3 再加入红萝卜、番茄、土豆煮至熟烂，加适量精盐调味即可。

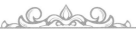

❀ 小贴士 ❀

含有丰富的钙质，对孕妈妈和胎宝宝都极为有益。牛骨还可以用白萝卜、菠菜、蘑菇、粉丝等材料来炖，吃菜喝汤，别有一番风味，最适合寒冷时节围炉食用。

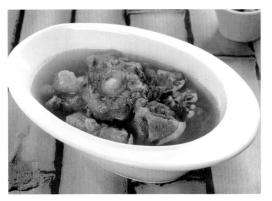

ξ 三鲜豆腐

原料： 豆腐、蘑菇各250克，胡萝卜、油菜各100克，海米10克，姜、葱、水淀粉、高汤各适量。

调料： 酱油1小匙，精盐适量。

做法：

1 将海米用温水泡发，洗干净泥沙；豆腐洗净切片，投入沸水中汆烫一下捞出，沥干水备用。

2 将蘑菇洗净，放到开水锅里焯一下，捞出来切片；胡萝卜洗净切片；油菜洗净，沥干水；葱切丝、姜切末。

3 锅内加花生油烧热，下入海米、葱、姜、胡萝卜煸炒出香味，加入酱油、精盐、蘑菇，翻炒几下，加入高汤。

4 放入豆腐，烧开，加油菜，烧沸后用水淀粉勾芡即可。

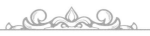

❀ 小贴士 ❀

豆腐和海米都是含钙丰富的食物，胡萝卜、油菜则可以为孕妈妈补充丰富的维生素。豆腐中的植物蛋白和海米中的动物蛋白搭配，能够提高两者的吸收利用率。这道菜可以为孕妈妈补充丰富的蛋白质及钙、锌等营养素，有利于胎宝宝的生长发育。

ξ 香菇烧面筋

原料：油面筋150克，鲜香菇、竹笋、油菜各50克，水淀粉适量。

调料：酱油、白糖、料酒、精盐各适量。

做法：

 把油面筋切成方块；香菇洗净，切小片。

2 锅内注入清水，烧沸，放入竹笋汆烫片刻，捞出沥干，切片备用。

3 另起锅，倒油烧至六成热，下香菇、笋片、油菜煸炒片刻，然后加入一大杯水，倒入面筋继续煮，等汤汁烧到稠浓时，倒入各种调料及水淀粉勾芡即可。

❧ 小贴士 ❧

面筋是一种植物性蛋白质，由麦胶蛋白质和麦谷蛋白质组成，植物蛋白是孕早期不可缺少的营养之一；香菇素有"山珍之王"之称，是高蛋白、低脂肪的营养保健食品。

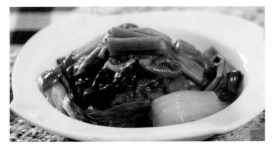

ξ 番茄猪肝菠菜面

原料：干面条200克，番茄100克，猪肝70克，菠菜50克，姜葱丝各适量。

调料：精盐、香油、酱油各适量。

做法：

 菠菜洗净，入沸水锅焯透，投凉沥水，切段；番茄洗净切片；猪肝洗净切片，用开水汆一下，捞出沥水。

2 锅置火上，倒油烧热，放入肝片炒散，加入姜葱丝炒熟。

3 净锅倒入适量清水，加少许植物油烧开，下入干面条煮至八成熟，再放番茄、菠菜、猪肝，面熟后加精盐、酱油调味，淋入香油即可。

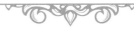

❧ 小贴士 ❧

番茄含有丰富的胡萝卜素、维生素C和B族维生素，可有效缓解孕妈妈牙龈出血的现象；猪肝富含维生素A和微量元素铁、锌、铜等，可缓解孕妈妈缺铁性贫血等症状。

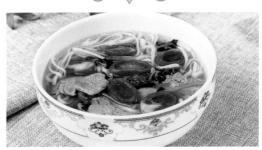

孕2月

 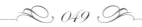

ξ 虾鳝面

原料：面条200克，虾仁50克，去骨鳝鱼片25克，清汤1碗，鸡蛋1个（约60克），水淀粉、葱姜丝各适量。

调料：精盐、酱油、料酒、香油各适量。

做法：

1. 鸡蛋打开取蛋清；虾仁洗净，加精盐、蛋清和水淀粉搅匀，下入热油锅中炒熟。

2. 鳝片洗净，沥干，切段，下入热油锅中炒2分钟，至黄亮香脆时，盛出沥油。

3. 锅底留油，下入葱姜丝煸香，加入鳝片和虾仁，再入酱油、料酒，加清汤，烧开后下入面条煮熟，盛入碗中，淋上香油即可。

❈ 小贴士

这道菜能为孕妈妈提供优质蛋白质和维生素，有效提高孕妈妈机体的抵抗力。

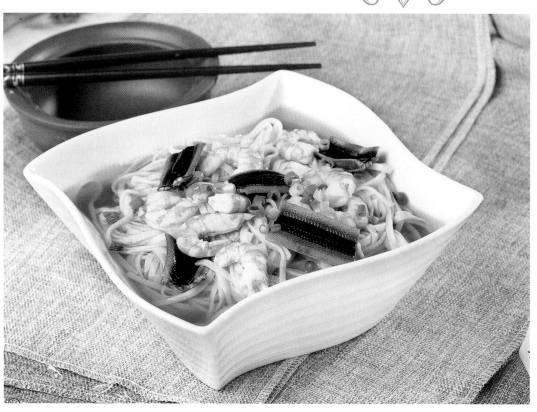

疑难解答

ʔ 孕吐期间需要额外补充营养素吗？

一般情况的孕吐是不需要额外补充营养素的，一旦发生孕吐现象，应该顺其自然，因为孕早期呕吐症状一般都较轻微，而且多数在妊娠12周左右自行消失。虽然孕吐暂时影响了营养的均衡吸收，但在怀孕初期，胎宝宝主要是处于器官形成阶段，对营养的需求相对后期要少。真正解决孕吐最好的办法是消除思想顾虑，适当调整饮食。

有些孕妈妈呕吐现象比较严重，此时，为了保证孕妈妈及胎宝宝健康之需，就应补充营养剂。比如服一些B族维生素和维生素C，还可以减轻妊娠反应的不适。

确定是否需要吃营养剂，需到医院做检查，看自己是否存在营养不良的问题，根据医生的建议有针对性地调整膳食并吃补充剂。

ʔ 可以用中药缓解孕吐吗？

应对孕吐，中医中药的应用也可取得较好的效果。砂仁是有效的缓解孕吐的中药，功效显著，且很安全，此外，生姜、藿香也是中医上承认可以用来缓解孕吐的良药，孕妈妈可以在食物中适当添加。

ʔ 牛奶和酸奶，哪种更适合孕妈妈喝？

从营养成分上来看，酸奶和牛奶之间的差别不大，它们之间的差别最主要的还是体现在营养的吸收利用与二者的功效上。

相对而言，酸奶中的钙、磷等矿物质更容易被人体吸收。牛奶有不错的安神功效，孕妈妈在孕期饮用，可以减少失眠的困扰。酸奶则含有益生菌群，对肠道非常有好处，孕妈妈适当饮用可以加强肠胃的消化吸收功能，还可以缓解孕期便秘。孕妈妈可以根据自身的需要来选择。

ʔ 孕妇奶粉能和牛奶一起喝吗？

最好不要一起喝。

孕妇奶粉是在牛奶的基础上，进一步添加孕期所需的营养成分，包括叶酸、铁质、钙质、DHA等，满足孕妈妈在孕期的特殊需要。但孕妈妈也不要抓住孕妇奶粉大喝特喝，既喝孕妇奶粉，又喝牛奶，这样反而会增加肾脏的负担。

其实，许多重要的营养成分，如蛋白质、脂肪、糖类、膳食纤维等还是要从一日三餐中摄取的。以每杯牛奶250毫升为例，一般来说，孕妈妈一天喝1~2杯就能补充每天所需要的钙质等营养成分了。

ξ 怀孕后尿频，可以少喝点水吗?

孕早期发生尿频属于正常现象，但孕妈妈不可以因为尿频而减少饮水量。

因孕期代谢的需求增加，同时需水量也就有所增加。孕妈妈体内的新陈代谢加速，饮水量比孕前还要稍微增加一些呢。每天至少要保证1600毫升的饮水量，才能满足身体的需求（也包括牛奶、汤粥或果汁）。

感觉尿频时，孕妈妈不妨多上几次厕所，这没有关系，尽量不要憋尿。

ξ 早晨起床后恶心的感觉最强烈，怎样缓解?

早晨起床后恶心就叫晨吐，是孕期的正常反应。这是孕妈妈的身体对胎宝宝生长的一种保护机制，这是使孕妈妈和胎宝宝免于食物过敏和保护胎宝宝器官生长不受化学药物影响的最自然的方法。

一些小方法可以帮助孕妈妈缓解孕早期的晨吐，孕妈妈可以试一下。

1 早晨起床时动作要慢。

2 在床边放一些小零食，如饼干、全麦面包等，每天在睡前以及起床前都吃一点，可以减轻晨吐。

3 吃姜也可以缓解恶心的症状，不过每天吃姜不可超过3次。香蕉也有不错的镇定功效，可以减轻恶心、晨吐。

4 喝水时加些苹果汁和蜂蜜，或者吃些苹果酱，可以起到保护胃的作用。

5 清晨刷牙经常会刺激产生呕吐，不妨先吃点东西再刷牙。

ξ 孕早期都没有孕吐，这正常吗?

是否发生孕吐是因人而异的，并非所有的妈妈在孕早期都会发生孕吐。所以，没有发生孕吐也是非常正常的，孕妈妈不必过于担心。

如果真的对胎宝宝的生长发育不太放心，可以在做孕检的时候咨询医生。

ξ 孕早期能吃中药进补吗?

一般情况下用中药进补并不需要，因为日常的饮食只要合理安排，就可以满足需求，除非孕妈妈身体特别弱。孕妈妈用中药进补时，应秉持着"宜凉忌温热"的原则，因为大多数孕早期的孕妈妈都是"阳有余而阴不足，气有余而血不足"，最好选用清补、平补之品，如生白术、淮山、百合、莲子等，而鹿茸、胡桃肉、桂圆、人参等要慎用，以免上火，火动阴血，容易伤害胎宝宝。

孕2月

Part 4

孕3月

本月孕妈妈须知

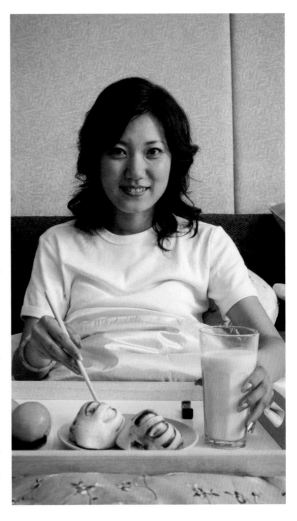

1 怀孕第7周胎宝宝开始出现脑雏形，神经管开始发育，3个月后神经管闭合，大脑和脊椎开始发育，这个阶段孕妈妈可以多吃富含DHA、胆碱的海产品、花生等，还要摄入充足的蛋白质。

2 在受孕11周以后，胎宝宝迅速成长和发育，从这个时期起，不仅食品的质要求高，而且量也逐渐要多。但由于胎宝宝的身体仍然尚小，所以食物的量应逐步增多，不可以一次吃大量食物。

3 有的孕妈妈这个月还会有早孕反应，另外，增大的子宫压迫胃和其他消化器官，常会出现消化不良、食欲缺乏等情况，除了少吃多餐外，还应挑选容易消化的、新鲜的食物，尽量避免吃油炸、辛辣的食物。

4 这个月每天应保证水的供应，养成定时喝水的习惯，可以自己榨制果汁饮用，现榨现喝，不要煮沸。

5 这个时期，如果孕妈妈的胃口好转，可适当加重饭菜滋味，但仍需忌辛辣、过咸、过冷的食物，以清淡、营养的食物为主。

孕3月

孕3月营养饮食知识

ξ 补镁

孕妈妈对镁的需求标准

我国的传统饮食中草酸、植酸盐和纤维素的含量较高，会影响镁的吸收，因此，我国的孕妈妈更应注意补充镁元素。

富含镁的食物

绿叶蔬菜一般含镁量比较丰富，粗粮和坚果中也含有丰富的镁，肉类、淀粉类食物及牛奶中镁的含量属中等水平，精制食品中镁的含量则很低。紫菜中含的镁最多，每100克紫菜中含有约460毫克镁，居各种食物之冠。

含镁丰富的食物还有小米、玉米、荞麦面、高粱面、燕麦、马铃薯、黄豆、黑豆、蚕豆、豌豆、豇豆、冬菜、蘑菇、核桃仁、花生、芝麻、虾米、海产品等。

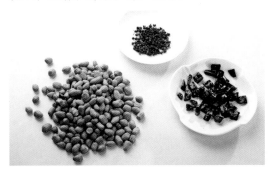

ξ 预防、减少妊娠纹的饮食原则

妊娠纹的形成主要是由于受妊娠期激素的影响，加之腹部膨隆使皮肤的弹力纤维与胶原纤维损伤或断裂，腹部皮肤变薄变细，出现一些宽窄不同、长短不一的粉红色或紫红色的波浪状花纹。

虽有70%~90%的孕妈妈会产生妊娠纹，但如果加强产前保养，则可以大大减少妊娠纹产生的概率，至少可以把妊娠纹生长的影响程度减到最低。

1 控制孕期体重增长速度，避免脂肪过度堆积是减轻妊娠纹的有效方法。一般而言，怀孕期间最好将体重增加控制在10~13千克。

2 摄取均衡的营养，避免摄取过多的甜食及油炸物，改善皮肤的肤质，让皮肤保持弹性，减少妊娠纹的发生。

3 补充丰富的维生素及矿物质，这对皮肤的保健和妊娠纹的预防也很重要，尤其是维生素C、维生素E。番茄、西蓝花、猕猴桃、三文鱼含这些营养素丰富，孕妈妈要在自己的菜单中加入这些食物，可使皮肤丰润饱满，富有弹性。

孕3月

能让孕妈妈心情变好的食物

有的食物是有利于调节心情的。如果孕妈妈出现焦虑、抑郁、心情不佳情况的时候，不妨试一下。

香蕉

香蕉里含有一种称为生物碱的物质，这种物质能够帮助人脑产生5-羟色胺，可以振奋人的精神和提高信心，使人心情变得愉快、活泼、开朗。

土豆

土豆能减轻心脏的压力，使心脏减少向身体输送刺激成分，因此它是让人的情绪积极向上的食物，所以，平时应多吃点土豆做的菜。但是薯片是例外，因为它经过油炸，而且添加了盐，对健康不利。

谷类食品

欧洲，谷物有"快乐粮食"的美称。其原因是谷物类的食品能够将太阳的能量很好地储存起来，并且在被人体吸收后重新释放，给人快乐的能量。

海鱼和蘑菇

维生素D是促进快乐激素释放的很重要的营养元素，而海鱼和蘑菇正好是维生素D最好的供应者。尤其在冬天，阳光不够充足或室外活动减少时更应该适当多吃点海鱼和蘑菇。

葡萄干及其他干果

细细咀嚼这些干果，能吸收大量的微量元素和矿物质，这能激活大脑中的快乐激素。

孕妈妈可常吃的粗粮

一般来说人们在平时饮食生活中，粗粮吃得比较少，但是对于孕妈妈来说，全面营养、粗细搭配、荤素搭配是保证营养的重要原则，另外，经常吃粗粮的孕妈妈其胎宝宝的流产和早产的发生率较低。所以孕妈妈需要吃点粗粮，以下几类粗粮最适宜孕妈妈食用，孕妈妈要注意摄取。

玉米

富含谷氨酸等多种人体所需的氨基酸，能够促进大脑细胞的新陈代谢，有利于排出脑组织中的氨。红玉米籽以富含维生素B_2为主要特色。孕妈妈常吃可以预防及治疗口角炎、舌炎、口腔溃疡等核黄素缺乏症。

糙米

糙米胚芽中不仅含蛋白质、脂肪，还含有维生素。可以满足胎宝宝发育的需要，也十分适合孕妈妈食用。

红薯

红薯中含有黏蛋白，可以促进胆固醇的代谢，防止心血管的脂肪沉淀，预防心血管疾病。

荞麦

荞麦能提供全面的蛋白质，荞麦的蛋白质中含有丰富的被称为人体第一必需氨基酸的赖氨酸成分。孕妈妈吃一些荞麦，可以促进胎宝宝发育，增强孕妈妈的免疫功能。

ξ 孕妈妈可以常吃的水果

苹果

苹果含多种维生素和矿物质、细纤维等，多吃苹果则可防止过度肥胖。苹果可以缓解孕吐，对孕早期的食欲差、恶心都有不错的缓解效果。

樱桃

所有水果中，樱桃所含的铁质特别丰富，几乎是苹果、橘子的20倍。多食用可补血及帮助调理肠胃功能。孕妈妈若食欲不佳，更应多吃樱桃，对胎宝宝很有益处。

草莓

草莓含有极丰富的维生素C，可预防感冒，还可去除体内的重金属。

葡萄

如果孕妈妈血色不足、血压偏低、循环不好、冬天手脚冰冷，多吃葡萄可帮助改善。更特别的是，如果孕妈妈有出血现象，葡萄还有安胎作用，而且能帮助胎宝宝发育。

秋梨

秋梨性甘寒、微酸，有清热利尿、润喉降压、清心润肺、镇咳祛痰、止渴生津的作用，可治疗妊娠水肿及妊娠高血压。

桃

桃的营养价值高，含有对孕妈妈健康有益的多种成分，能减少孕妈妈机体对脂肪的吸收，预防肥胖，还有降低血脂、胆固醇的作用，对高血压、动脉硬化等心血管疾病有预防作用。同时还可保护孕妈妈肝脏，帮助孕妈妈降低血糖。

西柚

西柚含有天然叶酸。叶酸不但对早期妊娠非常重要，在整个怀孕期也同样必不可少。孕期随着胎宝宝组织器官迅速成长，孕妈妈需要大量叶酸来满足胎宝宝的需要。

ξ 孕妈妈这样吃水果更健康

1 孕妈妈应首选糖含量相对较低的水果。香蕉、菠萝、荔枝、柿子之类水果含糖量较高，如果孕妈妈喜欢吃这类水果，就一定要减少用量了。

2 孕妈妈每天吃水果不宜超过500克，而且最好选在两餐之间吃，既补充了营养，又不会增肥。

3 生吃水果前必须洗净外皮，不要用菜刀削水果，避免将寄生虫卵带到水果上，吃完后要漱口。

小贴士

糖尿病孕妈妈一定要计算好每天摄入的总热量，如果水果吃多了，就要相应减少主食，但不能用水果代替主食。因为吃了水果，会在短期内快速升高血糖，而主食却恰恰相反。

孕3月

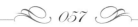

营养招牌菜推荐

ϛ 肉末炒南瓜

原料： 嫩南瓜300克，肉末100克，木耳10克，葱花、高汤各适量。

调料： 料酒、精盐各适量。

做法：

1 木耳泡开洗净；南瓜去皮切条，用精盐腌渍后挤干水分。

2 起锅热油，放葱花炝锅，下肉末煸炒，烹入料酒，加南瓜、木耳煸炒。

3 加高汤适量，翻炒至南瓜熟透即可。

ϛ 蒸豆腐

原料： 老豆腐1块（300克左右），鸡蛋1个（约60克），青菜叶50克，淀粉、葱末、姜末各适量。

调料： 精盐适量。

做法：

1 将豆腐投入沸水中氽烫一下，捞出来沥干水捣碎；鸡蛋煮熟后取蛋黄。

2 青菜叶洗净，投入沸水中氽烫后切碎放入碗中，加豆腐、淀粉、精盐、葱末、姜末搅拌均匀。

3 将豆腐做成方形，将蛋黄捣碎后撒在豆腐表面，入蒸锅蒸10分钟即可。

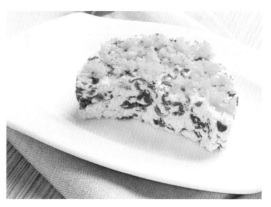

小贴士

南瓜含有丰富的蛋白质、胡萝卜素、B族维生素、维生素C和镁、钙、磷等成分。孕早期保证镁的摄入量，有利于胎宝宝的肌肉、骨骼的正常发育。另外南瓜维生素A的含量胜过绿色蔬菜。

孕3月

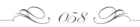

ξ 鲜虾泥

原料： 鲜虾肉300克。

调料： 精盐、香油适量。

做法：

1 将虾肉洗净，剁碎，放入碗内，加少许水，上笼蒸熟。

2 加入少许精盐、香油搅拌均匀即可。

ξ 鸡蛋酸奶

原料： 鸡蛋2个（约120克），酸奶、高汤各适量。

调料： 无。

做法：

1 鸡蛋煮熟后取出蛋黄，用勺子捣碎。

2 将捣碎的蛋黄加高汤煮成糊状。

3 待蛋黄糊冷却后加酸奶拌匀即可。

小贴士

鸡蛋含有丰富的蛋白质、脂肪、维生素和铁、钙、镁、钾等人体所需要的矿物质。钙和镁等营养对胎宝宝的肌肉、骨骼发育有重要的影响；酸奶中含有丰富钙质，酸奶还具有促进胃液分泌、提高食欲、加强消化、缓解孕吐的功效。

ξ 填馅圣女果

原料： 圣女果15克，土豆80克，西芹40克，奶酪、蛋黄酱适量。

调料： 无。

做法：

1 圣女果洗净后切去上端，去籽挖空，摆入盘中。

2 土豆去皮蒸熟后捣成土豆泥，西芹洗净切碎。

3 将奶酪、西芹末、土豆泥、蛋黄酱放一起搅拌均匀，填入圣女果中即可。

小贴士

土豆含有丰富的维生素 B_1、维生素 B_2、维生素 B_6 等营养元素，其中维生素 B_6 有缓解孕吐的作用；圣女果含丰富的维生素 C，可提高孕妈妈自身和胎宝宝的免疫力。

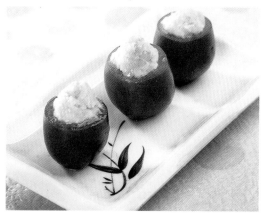

孕3月

ε 豆芽燕麦粥

原料：燕麦片100克，绿豆芽50克，鸡肉40克。

调料：精盐适量。

做法：

1 将鸡肉洗净剁成茸；绿豆芽择洗干净。

2 在不粘锅中倒入少许植物油，放入肉茸和洗净的绿豆芽略翻炒一下。

3 加入1杯水和燕麦片，煮开后转小火煮2分钟，加精盐调味即可。

ε 鲜韭饮

原料：韭菜100克，鲜姜40克。

调料：冰糖适量。

做法：

鲜姜、韭菜分别洗净，切碎后捣烂取汁或用榨汁机榨汁后滤渣取汁，加入冰糖调匀即可。

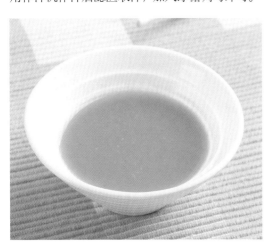

ε 鳕鱼牛奶

原料：鳕鱼肉100克，牛奶500毫升。

调料：精盐适量。

做法：

1 将鳕鱼肉洗净后捣碎。

2 将鳕鱼肉加牛奶煮熟，再加少许精盐调味即可。

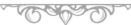

❧ 小贴士 ❧

鳕鱼含有丰富的优质蛋白质、DHA、钙、磷等营养成分。鳕鱼跟牛奶搭配食用，对帮助孕妈妈补钙、提高身体免疫力，促进胎宝宝骨骼、大脑和神经系统的发育都有很好的作用。

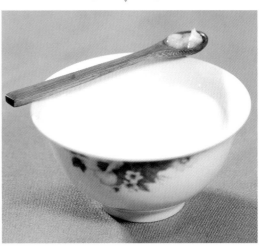

ₑ 砂仁鲫鱼汤

原料：鲫鱼400克，砂仁5克，姜片、葱段各适量。

调料：精盐适量。

做法：

1 鲫鱼宰洗干净。

2 将砂仁放入鱼腹中，再将鱼放入砂锅内，加适量水。

3 大火烧开后放入姜片、葱段、精盐，用小火煮熟即可。

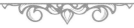
✤ 小贴士

鲫鱼有补虚、健胃的功效。鲫鱼和砂仁搭配，可以去腥开胃，能够改善孕妈妈由于早孕反应引起的食欲缺乏等症状。

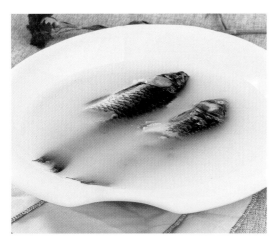

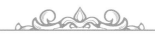
ₑ 香蕉鲜桃汁

原料：鲜桃150克，香蕉50克，冷开水适量。

调料：蜂蜜1小匙。

做法：

1 将香蕉去皮；鲜桃洗净去皮去核。

2 将香蕉、鲜桃一起放入榨汁机中，加入冷开水榨出果汁，加入蜂蜜，调匀即可。

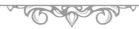
✤ 小贴士

香蕉中含有色氨酸和丰富的维生素B_6，有缓解孕吐的作用。

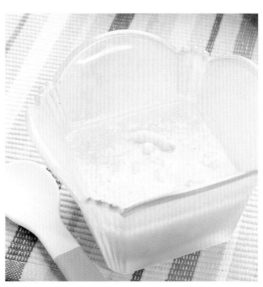

孕3月

疑难解答

ς 胎宝宝有味觉吗？对孕妈妈吃的东西有反应吗？

孕11~12周前后，胎宝宝的味觉发育基本完成，可感受甜、酸等多种滋味。为此孕妈妈也不要一味吃酸食，还要吃一些甜、苦、涩等多种味道的食物，以利于胎宝宝味觉的发育。

ς 孕妈妈偏爱吃甜食对胎宝宝影响大吗？

孕妈妈在孕期虽然需要增加热量摄取，但是过量摄取容易造成肥胖，还可能患上妊娠糖尿病，甚至妊娠尿毒症，导致分娩时间延长，胎宝宝假死的概率也会增加。

孕妈妈不要因为怀孕就过多地无节制地吃甜食，一时口味调整不过来的人，要在饮食的量上适当减少，或者次数增加，但要注意均衡营养分配。

ς 生吃蔬果怎么洗净农药残留？

孕妈妈在生吃蔬果时一定要注意洗净农药残留物，以免引发各种疾病（如肠道感染等），从而影响胎宝宝健康。

流动清水冲洗

以不断流动的清水洗涤蔬果，借水的清洗及稀释能力，可把残留在蔬果表面的农药去除掉。

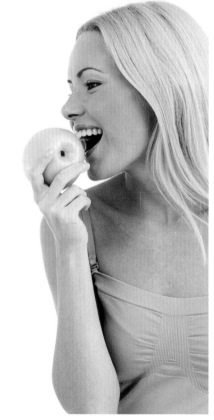

清洗去皮

去皮处理可以去除残留在蔬果表面上的农药。蔬菜如黄瓜、胡萝卜，水果如荔枝、桂圆等最好用水清洗后再去皮，以避免表面的农药污染果肉。

储存保管

对一些易保存的蔬菜如冬瓜，可以先存放一段时间，使得农药在空气中缓慢地分解为对人体无毒的物质，减少农药残留量。

ξ 孕妈妈可以吃水果罐头吗?

通常，为了达到长期保存和增加水果的色佳味美的目的，在生产水果罐头的过程中就要加入一定量的添加剂如色素、香精、防腐剂等，这些物质一般是人工合成的化学物质，对一般人影响不大，因为成年人排泄和解毒能力强。但是孕妈妈却不同，由于孕妈妈体内各系统发生了一系列生理变化，解毒和排泄功能受到一定影响，若长期大量食用水果罐头，其中的化学添加剂如色素、香精、防腐剂等，会通过胎盘血液循环进入胎宝宝体内，引起慢性中毒，出现流产、早产、难产或畸形等。因此，在妊娠期间，孕妈妈不宜吃水果罐头。

ξ 孕妈妈一天可以吃几个鸡蛋?

鸡蛋营养价值很高，含有丰富的蛋白质、脂肪、维生素及微量元素，特别是蛋黄中含有胆固醇和卵磷脂，能够促进人体生长和神经发育，而且还含有造血必需的磷盐、铁盐以及有助于骨骼发育的脂溶性维生素等，是孕妈妈不可缺少的高营养补品。

鸡蛋虽好，但孕妈妈不宜吃太多，每天吃2个即可，2个鸡蛋已经足以满足妈妈的需求。身体肥胖的孕妈妈一般一天1个即可。

ξ 孕妈妈可以喝蜂蜜吗?

孕妈妈可以喝适量的蜂蜜。蜂蜜可促进消化吸收、增进食欲、镇静安眠、提高机体抵抗力，对促进胎宝宝的生长发育有着积极作用。另外，蜂蜜不仅可以有效地预防妊娠高血压综合征、妊娠贫血、妊娠并发肝炎等疾病，还能有效地预防便秘及痔疮出血。

蜂王浆和蜂蜜不是同一个概念，孕妈妈不能吃蜂王浆。因为蜂王浆中的激素会刺激子宫，引起宫缩，干扰胎宝宝在子宫内的正常发育。

孕3月

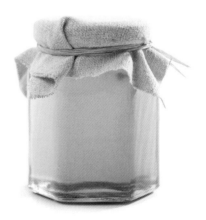

 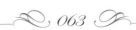

Part 5

孕4月

本月孕妈妈须知

1 这时期食品的种类应该丰富，包括：充足的蛋白质（肉、蛋、奶）；

适量的碳水化合物（五谷杂粮）；

低脂食品（鱼、奶）；

多种维生素和微量元素（水果、蔬菜）；

富含钙和铁的食物（海带、鱼虾）；

适量的水。

2 过了孕早期，孕妈妈会变得胃口大开，胎宝宝的营养需求也加大了，孕妈妈要做到不挑食、不偏食，并且少食多餐，在早中晚加餐3次是正常的，一天所吃的食物最好控制在计划量内。

3 动物性食物所提供的优质蛋白质是胎宝宝生长和孕妈妈能量消耗的物质基础，孕妈妈应多吃些海产品、瘦肉、鸡蛋等。

4 白糖有消耗钙的副作用，且易使人发胖，可以用红糖来代替白糖，红糖中钙的含量比同量的白糖多两倍，铁质比白糖多一倍，有益气、补中、化食和健脾暖胃等作用。

5 一般来说，孕中期每日主粮摄入应在400~500克之间，这对保证热量供给、节省蛋白质有着重要意义，可以选用标准米、面，搭配食用一些杂粮，如小米、玉米、燕麦片等。

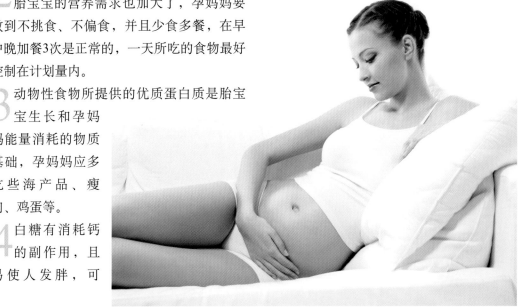

孕4月

孕4月营养饮食知识

¿ 补充蛋白质

饮食中应该增加奶、蛋类的完全蛋白质，尽量做到每餐荤素搭配，但是也不能毫无节制，比孕前稍微多一些就可以了。不然，摄入过多的蛋白质会增加孕妈妈的肝、肾负担，还有可能造成妊娠期肝脏功能损伤。

¿ 肥胖孕妈妈的饮食原则

在孕期，体重过高会引发高血压、下肢水肿和妊娠期糖尿病等问题，因此，肥胖的孕妈妈要注意调整饮食、控制体重。

多吃蔬菜、水果

主食和脂肪进食量减少后，往往饥饿感较严重，可多吃一些蔬菜、水果，注意要选择含糖分少的水果，既缓解饥饿感，又可增加维生素和有机物的摄入。

保证营养均衡的基础上控制热量的摄入

主要控制糖类食物和脂肪含量高的食物，米饭、面食等粮食均不宜超过每日标准供给量。动物性食物中可多选择含脂肪相对较低的鸡、鱼、虾、蛋、奶，少选择含脂肪量相对较高的猪、牛、羊肉，并可适当增加

一些豆类，这样可以保证蛋白质的供给，又能控制脂肪量。

养成良好的膳食习惯

肥胖的孕妈妈要注意饮食有规律，并按时进餐。可选择热量比较低的水果做零食，不要选择饼干、糖果、瓜子仁、油炸土豆片等热量比较高的食物做零食。

¿ 孕妈妈多吃益肤食物，宝宝皮肤更好

宝宝会遗传父母的很多特质，但肤质的好坏不是完全受遗传影响，孕妈妈可以通过改善自己的饮食健美宝宝的皮肤，使之白白嫩嫩。

皮肤不好的第一个表现就是肤色偏黑，孕妈妈可以通过多吃水果来帮助宝宝改善。大部分水果都富含维生素C。维生素C可以干扰黑色素的形成，从而减少黑色素的沉淀。除了各种水果，还有一些蔬菜也是维生素C含量比较高的，如洋葱、大蒜、冬瓜、菜花等。

皮肤不好的另一个表现就是粗糙，孕妈妈可以多吃富含维生素A的食物来预防宝宝皮肤粗糙，如动物肝脏、蛋黄、牛奶、胡萝卜、

番茄，还有一些绿色蔬菜、水果和干果等。这些食物中的维生素A可以帮助保护宝宝皮肤上皮细胞，使宝宝日后的皮肤细腻有光泽。

ξ 合理地摄入主食

孕妈妈在妊娠4个月时，每日热能摄入应增加200千卡。充足的主食摄入，是保证胎宝宝发育和自身能量供应的基础前提。

孕妈妈需要摄入哪些主食

孕妈妈平时吃的米、面不要过分精白，尽量选择中等加工程度的。主食不要太单一，应与杂粮粗细搭配食用，有利于获得全面营养。例如五谷杂粮粥、玉米发糕、窝头等，不仅能为孕妈妈提供足够的基础能量，还可以提供不同的矿物质和多种维生素。

孕妈妈如何增加主食的摄入量

孕期进入第4个月，胎宝宝的迅速增长需要大量的热能，孕妈妈应该每日增加主食75克左右，每日主食摄入量应在400~500克，这对保证热量供给、节省蛋白质有着重要意义。

ξ 孕妈妈的口味会影响胎宝宝

怀孕期间，孕妈妈的饮食很重要，有些孕妈妈有偏食、挑食的习惯，这不但影响自身的健康，对胎宝宝的危害尤其大。孕妈妈偏食会导致胎宝宝出生后也偏食，更重要的是影响胎宝宝身体和智力发育。

此外，胎宝宝在子宫里就能"品尝"食物的味道了。科学家们发现，胎宝宝拥有超强的记忆力能够记忆孕妈妈曾吃过的食物味道。所以，如果孕妈妈在孕期偏爱某种食物，胎宝宝将来一般也对这种食物产生直接的偏好。

ξ 均衡饮食，给宝宝做榜样

要想以后胎宝宝饮食均衡，孕妈妈首先要做出表率，为胎宝宝树立一个好榜样，饮食上应做到：

1 多吃谷物、薯类和果蔬类，比如大米、小米、玉米、马铃薯等，这些是碳水化合物的良好来源。

2 新鲜果蔬要多吃，大量维生素存在于其中。

3 奶、蛋、鱼虾、禽肉、豆类及豆制品是蛋白质的优质来源，也不可忽视。

4 红色的瘦肉如牛、猪、兔肉以及动物血含有丰富的铁，另外，不要只吃瘦肉不吃肥肉，或者只吃鸡蛋、牛奶，不吃肉类，这样会导致脂肪摄入不充足。

ξ 避免食物过敏

过敏体质的孕妈妈在孕期要注意避免食物过敏，以免影响胎宝宝安全。

选择食物

挑选食物时，要选那些低致敏，且自己之前常常食用的食物，那些之前接触会过敏的食物，坚决不能吃。另外，自己之前没有吃过的食物，不确定是否会过敏，不要在孕期尝试。

孕4月

加工食物

食用动物类蛋白食物时，一定要煮熟透，比如猪、牛、羊、鸡、鸭、鱼肉及内脏等，还有蛋类、奶类等食物。

小贴士

孕妈妈一旦出现心慌、气喘、腹痛、腹泻，或出疹子、全身发痒等症状，首先要考虑到是否过敏，并立即停止食用该种食物。

吃一些有利宝宝发质好的食物

孕期，孕妈妈吃一些坚果和富含B族维生素的食物有利于改善宝宝的发质。

黑芝麻、核桃等坚果一直就被人们认为是养发佳品，孕妈妈吃一些坚果能使宝宝将来的发质更好。

B族维生素可以预防头发枯黄、脱落或早白，能让宝宝的头发浓密、乌黑、油亮。孕妈妈可以多吃一些含有丰富B族维生素的食物，如瘦肉、鱼、动物肝脏、鸡蛋、牛奶、豆类、紫菜、面包、玉米等。

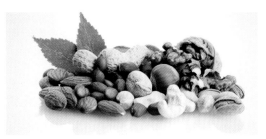

太瘦的孕妈妈该进补

孕妈妈太瘦的危害

孕妈妈摄入的营养是优先供给胎宝宝的，胎宝宝发育成长所需的营养全部取自孕妈妈，即使孕妈妈体内营养不足，胎宝宝也会强行取得孕妈妈体内贮存的营养。所以，如果孕妈妈太瘦弱，平时没有营养储存，又不能及时从食物中补足，除会导致自身更加虚弱外，还会因本身缺乏营养而患病。如缺铁及蛋白质，引起贫血。维生素D、钙不足，引起腰腿痛、牙脱落，严重者可引起骨质软化症，骨盆变形，造成难产。只有孕妈妈身体健壮，并能充分摄入胎宝宝和自身所需营养，才能保证胎宝宝的健康发育，并保证自身的身体健康。

增加饮食热量

过于瘦弱的孕妈妈，建议在日常饮食中，适当增加坚果、肉类等油脂含量较高的食物，有意识地增加饮食热量的摄入，达到逐渐强壮身体的目的。

在烹调食物的时候，可以巧妙地添加些坚果、芝麻等高营养高热量的食物进去；蔬菜尽量炒来吃而不是凉拌；吃米饭时可以撒些芝麻；喝牛奶时可以撒些麦片等。但最好还是不要吃高热量却低营养的垃圾食品。

 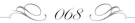

营养招牌菜推荐

ξ 茄汁墨鱼花

原料：墨鱼300克，瘦猪肉100克，番茄酱50克，葱段、水淀粉、肉汤各适量。

调料：料酒、精盐、白糖各适量。

做法：

1 墨鱼去板取肉，撕去外皮，洗净，刳花刀，再切成5厘米长、3.5厘米宽的块，入沸水中焯一下捞出；瘦猪肉切大片。

2 锅置火上，倒油烧热，下葱段煸香，下猪肉片略炒出油，烹入料酒，加入番茄酱、肉汤炒匀，放入墨鱼花，加精盐、白糖，再用水淀粉勾芡，出锅装盘即可。

小贴士

墨鱼含有丰富的蛋白质、钙、磷、铁、维生素A、B族维生素等，是一种高蛋白低脂肪滋补食品。钙的补充有利于本月胎宝宝长牙根的需要，蛋白质的补充有利于胎宝宝正常发育的需要。

ξ 胡萝卜排骨米饭

原料：米饭200克，猪排骨200克，胡萝卜半根，鸡蛋1个（约60克），青椒20克，生菜、葱段、葱花、水淀粉、姜片、蒜末各适量。

调料：料酒、酱油、糖色、精盐各适量。

做法：

1 排骨剁小块，放入开水中汆烫后捞出；鸡蛋打散；胡萝卜、青椒切成丁。

2 起锅热油，放入姜片、蒜末、葱段炝锅，加入料酒、酱油、糖色以及适量的水，下排骨后加适量的精盐，焖至排骨熟烂。

3 另起锅热油，倒入蛋液炒熟，放入胡萝卜丁、青椒丁、葱花炒香后，倒入米饭炒匀出锅。

4 将生菜叶烫透放在饭上，在生菜叶上放上焖熟的排骨。

5 再将焖排骨的原汁上加水淀粉，勾芡收浓后浇在排骨上即可。

孕4月

ξ 闽南鱿鱼

原料：鱿鱼400克，葱、姜、胡椒粉、海鲜酱、淀粉各适量。

调料：白糖、精盐、料酒各适量。

做法：

1 将鱿鱼洗净；葱、姜洗净，切成末。

2 取一器皿放入葱、姜末、胡椒粉、料酒、白糖、精盐、海鲜酱调成汁，鱿鱼放入调好的汁中腌20分钟，将腌好的鱿鱼拍上淀粉。

3 炒锅点火倒油，油热后放入鱿鱼，炸至变色捞出，控一下油再放入锅中炸至金黄色，捞出沥油，切条上桌。

ξ 香油炒腰子

原料：猪腰子250克，青椒50克，姜3片。

调料：香油2大匙，酱油1小匙，料酒、精盐各适量。

做法：

1 猪腰子洗净，剖成两半，切去中间的白膜和臊腺，剞十字花刀，再切成斜片，放入沸水中氽烫后捞出来，放到冷水中反复浸泡，除去血水；青椒切丝、姜切丝备用。

2 炒锅烧热，加入香油，烧至六成热时下入姜丝，用小火炒至姜丝微焦。

3 下入腰花，用大火翻炒至八成熟，加入青椒丝、料酒、精盐、酱油，翻炒几下即可。

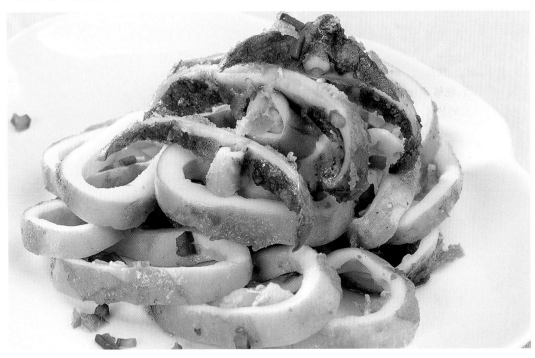

ξ 清炒猪血

原料：猪血500克，姜、蒜适量。

调料：料酒、精盐各适量。

做法：

1 将猪血清洗干净，切成大块备用；姜洗净切成丝、蒜切成片备用。

2 将锅置于火上，加入适量清水烧沸，放入猪血块氽烫片刻，捞出沥干水分，改切成小块。

3 锅内加入植物油烧至七成热，倒入猪血，加入料酒、姜丝、蒜片、精盐，翻炒均匀即可。

❧ 小贴士 ❧

猪血中含有丰富的铁质，能够帮助孕妈妈快速补铁，预防缺铁性贫血；其中所含的优质蛋白质，能够为孕妈妈提供丰富的营养，促进胎宝宝的健康成长；猪血中所含有的微量元素可以帮助孕妈妈提高身体的免疫力。

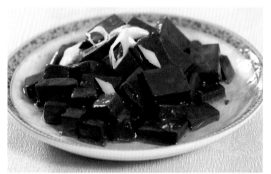

ξ 土豆炖牛肉

原料：牛肉300克，土豆80克，姜片适量。

调料：料酒、生抽、精盐各适量。

做法：

1 将牛肉洗净、切成块。将土豆洗净、去皮切成滚刀块。

2 土豆用清水浸泡备用，牛肉用开水烫一下捞出。

3 锅内加植物油烧热，放入牛肉炒至变色，下调料和清水，旺火烧开，撇去浮沫。

4 转用小火烧至牛肉八成烂，再放入土豆块继续炖，至土豆入味熟烂即好。

❧ 小贴士 ❧

土豆能提供充足的能量及维生素，还有促消化、补益脾胃的功能；牛肉是优质蛋白的好来源，且锌、铁丰富，不仅能补血健脾，还可促进蛋白质合成，益气强身。

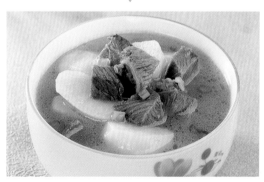

孕4月

ξ 芦笋炒肉丝

原料：芦笋300克，瘦肉200克，蒜末、水淀粉各适量。

调料：精盐、料酒、酱油、糖各适量。

做法：

1 芦笋洗净切段，沸水锅中加少许精盐，放入芦笋氽烫稍软捞出，用清水冲凉。

2 瘦肉切丝，倒入半大匙料酒、酱油和水淀粉腌渍15分钟。

3 锅内加入植物油烧热，将肉丝过油后捞出备用。

4 锅内留少许底油，倒入蒜末爆香，再放入芦笋翻炒片刻。

5 加入肉丝，放入剩下的调料，加少许清水炒匀即可。

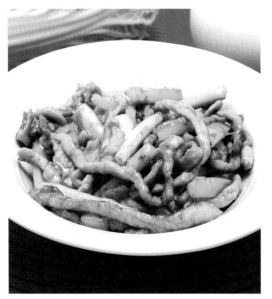

ξ 青椒炒猪肝

原料：猪肝300克，青椒30克，红椒30克，葱40克，蒜末、淀粉各适量。

调料：酱油、精盐各适量。

做法：

1 猪肝洗净切片，用少许酱油、淀粉腌10分钟；青椒、红椒洗净切片；葱洗净切斜段。

2 锅内注入清水，烧沸，放入猪肝氽烫至变色，捞出沥干备用。

3 另起锅热油，倒入青椒、红椒炒片刻。

4 加入猪肝同炒，加精盐调味，最后加入葱段、蒜末炒至变软即可。

❀ 小贴士 ❀

青椒中维生素C的含量十分丰富，具有开胃消食的功效；猪肝中含有丰富的铁质和维生素A。两者搭配食用，可以帮助孕妈妈增强食欲、预防缺铁性贫血，促进胎宝宝的正常发育。

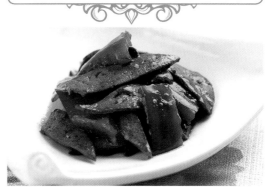

ξ 椒香牛肉

原料：牛腱肉300克，青椒、红椒各30克，姜5片，卤汤2碗，蒜末适量。

调料：酱油、白糖、香油各适量。

做法：

1 青椒、红椒洗净切块；牛肉洗净后煮熟捞出，再放入卤汤中煮20分钟后捞出切片。

2 起锅热油，下蒜末、姜片爆香，再放入青椒、红椒、牛肉翻炒。

3 加酱油、白糖以及香油适量，翻炒均匀即可。

ξ 虾仁炒面

原料：细圆面条100克，鲜虾仁200克，圣女果10克，鲜汤150克，蒜末、黑胡椒粉适量。

调料：料酒、酱油各适量。

做法：

1 面条煮熟，捞出用凉开水过凉控干水分；圣女果洗净，对切成两半；虾仁挑去虾线洗净。

2 炒锅放油烧热，下入虾仁煸炒，至六成熟时，放入圣女果和鲜汤、料酒、酱油，倒入面条拌炒均匀。

3 炒至汤汁快收干时，放入蒜末、精盐、黑胡椒粉拌炒均匀即成。

ξ 牛排炒饭

原料：牛排、米饭各200克，洋葱50克，小葱段10克，奶油6克，胡椒粉适量。

调料：精盐、酱油各适量。

做法：

1 洋葱洗净，切成薄片；牛排洗净，两面撒上精盐和胡椒粉，腌渍片刻。

2 锅内倒油烧热，放入牛排，用旺火煎两面至熟透出锅，切成小块。

3 将洋葱入锅用适量油炒香，倒入米饭，放入奶油、酱油轻轻搅拌均匀，调入精盐、胡椒粉，再将牛排、小葱段放入米饭中拌炒均匀，盛盘即可。

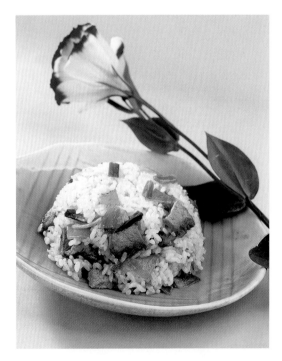

孕4月

 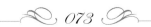

ξ 羊排海带萝卜汤

原料：羊排骨、白萝卜各150克，水发海带丝50克，姜片适量。

调料：料酒、精盐各适量。

做法：

1 萝卜洗净切成丝；海带丝洗净切段；羊排洗净剁成块。

2 羊排骨加水煮沸，撇去浮沫，加入料酒姜片，用小火煮90分钟。

3 再加入萝卜丝，再煮15分钟，加精盐，下海带丝，煮沸即可。

ξ 黑木耳蒸枣

原料：黑木耳15克，红枣20克。

调料：冰糖（或红糖）适量。

做法：

1 将黑木耳、红枣分别泡发、洗净，放入碗中。

2 加适量水和冰糖（或红糖），放入锅中蒸1个小时即可。

ξ 香菇蒸枣

原料：鸡肉（或猪瘦肉）150克，水发香菇20克，大枣20克，姜末、葱末各适量。

调料：精盐、料酒、白糖各适量。

做法：

1 将水发香菇、大枣、鸡肉（或猪瘦肉）洗净，切条。

2 将以上原料放入碗中，加葱末，姜末，精盐、料酒、白糖，隔水蒸熟即可。

❈ 小贴士 ❈

此菜不但能够补铁补血，还能明目润燥。贫血的孕妈妈不妨经常食用，还可以补充体内缺乏的各种营养元素。

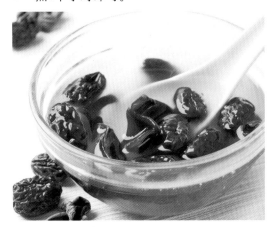

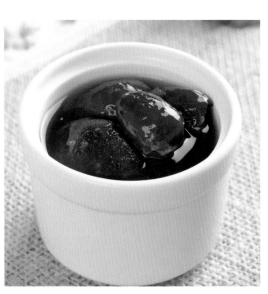

 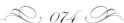

疑难解答

ξ 孕妈妈每天喝多少牛奶合适?

建议孕妈妈在怀孕4~7个月时每天喝500毫升左右的牛奶。

怀孕3个月之后,孕妈妈对钙的需求量约为每天1200毫克。如果钙的摄入量不足,怀孕5个月左右就容易出现小腿抽筋的现象。

此外,孕妈妈每天还应摄入300克左右的绿叶蔬菜,再吃一些豆制品、海产品等含钙丰富的食物,这样才能满足孕期对钙的需要。

ξ 孕妈妈不爱喝牛奶怎么办?

不爱喝牛奶的孕妈妈可以选用奶制品进行代替,可以选择酸奶和奶酪。酸奶和奶酪都是由鲜牛奶加工而成的,口味上没有了鲜牛奶的腥味,而且酸奶中还含有乳酸菌,对于便秘的孕妈妈很有好处。

乳糖不耐症的孕妈妈可以选用羊奶。羊奶是国际公认的"奶中之王",比牛奶营养更丰富全面,更易消化吸收。

有些孕妈妈不是对牛奶敏感,只是不喜欢牛奶的味道,那么便要在烹调方法方面花一些心思。例如孕妈妈可以在牛奶中加入麦片粥、蛋、糖制的软冻品、汤或酱等。

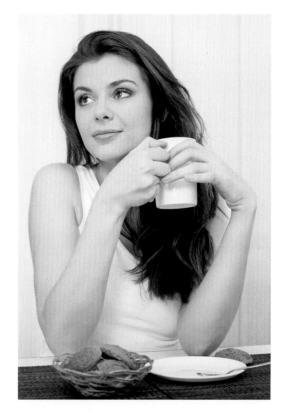

孕4月

₹ 加餐时需要注意些什么?

进入到孕中期之后，孕妈妈的食欲会大增，一般2.5~3个小时就可以加餐了。

加餐的内容里面一定要稍微有一点主食即粮食类的东西，如全麦面包或者燕麦片等，这是基础。剩下的便是一天要求补充的500毫升奶，这500毫升奶建议分2~3次喝。2~3次最好有一部分放到加餐里面，早上喝一点，加餐的时候喝一点，晚上临睡之前的加餐也可以包括奶。还有一类就是水果，水果也是放在加餐的时候食用的。还有一类坚果，也是互相搭配，一天可能加上三次，每次分一点。

₹ 过敏体质会遗传给宝宝吗?

父母是过敏体质，有一定比例的宝宝是没有遗传的，孕妈妈可以在饮食上注意一下，减少致敏因素，从而降低遗传概率。

过敏体质的孕妈妈在孕期要尽量避开可致敏食物，可以多吃一些富含维生素C、脂肪酸的食物，如秋刀鱼、鲑鱼、沙丁鱼等，还有酸奶，抑制身体的过敏反应。

另外，要注意养胎、安胎，避免早产，因为早产的宝宝免疫系统发育不完善，容易发生过敏。

宝宝出生后，妈妈可以适当延长母乳喂养时间，推迟添加辅食的时间，并谨慎选择辅食，一些高致敏食物，要等到宝宝3岁以后再添加。

孕4月

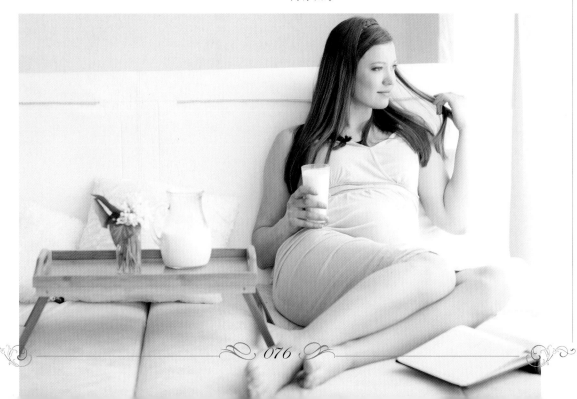

Part 6

孕5月

本月孕妈妈须知

1 胎宝宝发育需要充足的能量，这些能量的主要来源是碳水化合物，因此要保证谷类食物的摄取量，孕妈妈应注意调剂主食的品种花样，如大米、高粱米、小米、玉米等。

2 把早餐当作正餐来吃，重视早餐的质量和营养均衡，这样既可以加强营养和能量供给，又不至于使体重增长得过快。

3 由于食欲增加，进食量逐渐增多，孕妈妈可能会出现胃胀，可每天分4~5次吃饭，既补充相关营养，也可改善因吃得太多而胃胀的感觉。

4 动物肝脏含有大量蛋白质和多种维生素，特别是维生素A及磷、铁等无机盐含量丰富。但动物肝脏含胆固醇高（每100克中含有40毫克），并作为代谢器官含有毒性物质，孕妈妈每周吃动物肝脏不要超过2次，烹制肝脏前要充分浸泡冲洗。

5 胎宝宝大脑还在迅速发育中，孕妈妈可以多吃点鱼，每周可吃一次鱼头，摄取其中所含的益智不饱和脂肪酸。

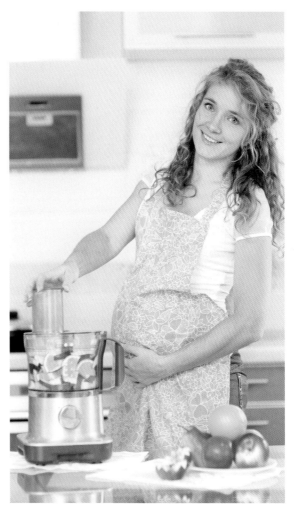

 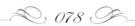

孕5月营养饮食知识

ξ 加强补钙

孕妈妈对钙的需求量

怀孕中期胎宝宝的牙齿和骨骼开始发育，对钙的需要量大大增加了。孕妈妈每天需要补充1000~1200毫克的钙。

饮食补钙

饮食补钙，是一条最为可靠、有效的补钙途径。牛奶是钙最好的食物来源，奶制品、海产品、大豆及豆制品、深绿色的叶菜等也含较多的钙质。

如果孕妈妈每天保证喝250毫升牛奶、配方奶或酸奶，多吃乳酪、酸奶、豆制品、海带、虾皮、鱼类等，摄钙量可以达到800毫克。

避开影响钙质吸收的食物

1 含草酸的蔬菜，如菠菜、苋菜、竹笋等。这些蔬菜中含有大量的草酸，在肠道中可与钙结合形成不溶性的沉淀，影响钙的吸收。因此，孕妈妈在食用这些蔬菜前，应先用水焯一下，去掉涩味后再烹饪。

2 碳酸饮料。碳酸饮料含有磷酸，磷酸不但会吸纳饮食中的钙及其他矿物质，还会消耗体内的钙，严重影响孕妈妈和胎宝宝的健康。

3 高盐饮食。过多盐分摄取会影响身体对钙的吸收，还可导致人体骨骼中钙的更多流失，因此孕妈妈的饮食应以低盐为宜。

4 油脂类食物。分解的脂肪酸在胃肠道可与钙形成难溶物，使钙的吸收率降低，因此孕妈妈不要吃太过油腻食物。

多晒太阳

单纯食补是不够的，还应多晒太阳，特别是冬春季时，紫外线能促进人体维生素D合成，帮助钙的吸收和利用，能让胎宝的骨骼和牙齿发育得更结实，如果在晒太阳时做一些适度的运动，如散步，效果将会更好。

小贴士

如果孕妈妈腿脚抽筋比较严重，或微量元素检查钙缺乏严重，可以考虑从钙剂中补充，但需要在医生的指导下进行。

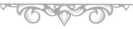

Part 6　孕5月

 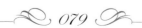

ξ 服用钙片要注意的问题

弄清含药量和含钙量

如果孕妈妈每天喝500毫克牛奶，那么专家会建议孕妈妈每天补充含元素钙600毫克的钙剂，其余的钙质可以从食物中摄取。这里提到了"含元素钙600毫克的钙剂"，其中的"600毫克"所指的是含钙量，而不是指1片600毫克的钙片。要知道，1片600毫克的钙片，它的含钙量可能只有60毫克。因此，在补充钙剂前，孕妈妈最好能先弄清楚该钙片的"含药量"与"含钙量"的区别。

补充鱼肝油不可过量

孕妈妈长期大量服用鱼肝油和钙片，会引起食欲减退、皮肤发痒、毛发脱落、感觉过敏、眼球突出，血中凝血酶原不足及维生素C代谢障碍等。

ξ 补铁

中国营养学会建议，孕妈妈孕中、晚期每天摄入铁的推荐量分别是25、35毫克，这比孕前每天所需的20毫克相比，大大增加。整个妊娠期间对铁的需要量约1克，约相当于一个成年女性全部储备量的2倍，其中约300毫克用于满足胎宝宝及胎盘需要，约500毫克用于自身血容量和红细胞数量的增加，约200毫克用于分娩时出血的消耗。

含铁食物，孕妈妈补铁的首选

食物中含铁很丰富，是孕妈妈补铁的首选。肉类含血红素铁，植物中含非血红素铁，孕妈妈对这两类铁的需求量都很大。因此，在怀孕期间孕妈妈宜选择食用含铁丰富的食物。另外，维生素C对铁的吸收有很好的辅助作用，因此，同时增加水果、蔬菜等含维生素C丰富的食物的摄入量也是必要的。

小贴士

如果缺铁严重的话，仅仅靠食补是很难满足孕期需求量的。这个时候，孕妈妈们不妨采取服用药剂的补铁方法，这也是必要的。

ξ 营养全面仍是本月的饮食原则

孕中期这几个月胎宝宝的生长加快，孕妈妈的食欲大增，对各种营养素的需求量也会明显增加。因此，孕妈妈可以根据自己的实际条件制订合理而完善的饮食计划。

1 主食不要单调，将米、面、杂粮搭配食用。

2 副食也应保持全面多样，荤素搭配。

3 继续补充热量和蛋白质，在孕中期的基础上，再增加一些豆类蛋白质，如豆腐和豆浆。

4 多吃海带、紫菜等含钙质丰富的海产品；多吃能补充维生素的动物肝脏。

ξ 摄入足够"脑黄金"，促进胎宝宝大脑正常发育

DHA、EPA和脑磷脂、卵磷脂等物质合在一起，被称为"脑黄金"。"脑黄金"对孕妈妈来说，具有双重的重要意义。首先，"脑黄金"能预防早产，防止胎宝宝发育迟缓，增加婴儿出生时的体重。其次，此时的胎宝宝，神经系统逐渐完善，全身组织尤其是大脑细胞发育速度比孕早期明显加快。而足够"脑黄金"的摄入，能保证胎宝宝大脑和视网膜的正常发育。

ξ 适量食用动物肝脏

动物肝脏中含有大量蛋白质和多种维生素，特别是维生素A及磷、铁等无机盐含量丰富，可提供孕期需要的铁和维生素A。

禽类肝脏更适合孕妈妈食用

鸡、鸭等禽类肝脏对人体健康来说，一方面是安全性比较好，二是维生素A含量比较高，每100克鸡肝所含维生素A为猪肝的两倍以上。

适量很关键

不过吃肝脏的时候也需要适量，如果孕妈妈过多食用动物肝脏会导致体内维生素A摄入过多，导致胎宝宝畸形。另外，肝脏作为代谢器官可能含有毒性物质，吃多了有害身体。孕妈妈每周吃动物肝脏不要超过2次，每次控制在30~50克左右。

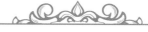

> **小贴士**
>
> 买回的新鲜动物肝脏不要急于烹调，先要放在流动水中冲洗10分钟左右，最好是切成小块或片，放到盆中边冲水边轻轻抓洗多遍，然后再放到干净的水中浸泡至少半小时以上，这样有助于有毒物质的排出。

富含"脑黄金"食物推荐：

鱼	鱼头中富含卵磷脂，是人脑中神经递质的重要来源
核桃	每日2~3个核桃，可营养大脑、增强记忆、消除脑疲劳
鸡蛋	鸡蛋富含卵磷脂、甘油三酯、胆固醇和卵黄素，可促进神经系统发育，增强记忆力、健脑益智
海带	海带含有丰富的亚油酸、卵磷脂等营养成分，有健脑的功能
芝麻	将芝麻捣烂，加入少量白糖冲开水喝，或吃芝麻糊、芝麻饼干、芝麻馅均可补脑健脑
葵花子	葵花子富含铁、锌、钾、镁等微量元素以及维生素E，常吃可补脑健脑
牛奶	牛奶是优质蛋白质、核黄素、钾、钙、磷、维生素B$_{12}$、维生素D的极佳来源，这些营养素可为大脑提供所需的多种营养

Part 6 孕5月

ξ 预防缺铁性贫血

缺铁性贫血是孕妈妈特别容易发生的营养缺乏病之一，一般在怀孕5~6个月出现。一方面是由于血容量的增加，孕妈妈自身对铁的需求也增加，同时还要储备相当数量的铁，以备补偿分娩时由于失血造成的损失，以避免产后贫血。另一方面，胎宝宝也需要补充并贮存大量的铁，以供出生后6个月之内的消耗。

贫血可使胎宝宝在子宫内发育迟缓，出生体重降低，还可导致出生后智力水平下降，严重的话还会出现早产甚至死胎。因此，预防孕期贫血是非常重要的。

增加血色素铁的摄入量

血色素铁主要存在于畜禽的肝脏、瘦肉、血液和蛤贝类，所以增加动物性食品的摄入量，即可增加血色素铁的供给。

增加维生素C的摄入量

维生素C可促进体内铁的吸收，孕妈妈应多吃新鲜蔬菜和水果。富含维生素C的食物有：菜花、油菜、猕猴桃、柑橘、酸枣、柚子等。

孕妈妈要避免喝浓茶，尤其是饭前、饭后喝茶会影响食物中铁的吸收和利用。

ξ 预防妊娠斑

这个月，有的孕妈妈会出现"花脸"现象，就是平时所说的妊娠斑，它是由于孕期促黑色素激素增加以及大量孕激素、雌激素导致的。

对付妊娠斑，孕妈妈要多吃含维生素C丰富的新鲜水果和蔬菜。维生素C能抵抗体内的氧化自由基，有效抑制皮肤的氧化作用，使皮肤中深色氧化型色素转化为还原型浅色素，预防色素沉淀、妊娠斑形成。冬瓜、丝瓜、番茄、土豆、卷心菜、花菜、鲜枣、橘子、柠檬等食物维生素C含量丰富，孕妈妈可以选择食用。

另外，谷类食物中的维生素E，能有效抑制过氧化脂质产生，从而起到干扰黑色素沉淀、预防妊娠斑生长的作用。

咸鱼、咸肉、火腿、香肠、虾皮、虾米等腌、腊、熏、炸的食品，以及葱、姜、辣椒等刺激性食品，都会加重妊娠斑的生长，孕妈妈要避免食用。

小贴士

一般来说，妊娠斑会在生产后3~6个月内自行减轻，甚至消失，孕妈妈无须特别担心。只有部分特殊体质，以及内脏有特殊疾病的女性可能不消失，则可以到医院诊治。

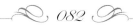

Part 6 孕5月

多种食用油换着吃，营养更均衡

下面几种油都比较适合孕妈妈食用，但每种油所含营养成分不一样，孕妈妈可在孕期将多种油换着吃，以保证营养的均衡摄取。

1 大豆调和油。具有良好的风味和稳定性且价格合理，最适合日常炒菜及煎炸用。

2 亚麻子油。亚麻子油有特殊风味，多不饱和脂肪酸含量非常高，不耐热，属于保健用油，适合用来做炖煮菜和凉拌菜。

3 核桃油。核桃油煎、炒、凉拌均可，开盖使用后需放入冰箱冷藏。

4 黄油。黄油适合煎食物、炒青菜。

5 葵花子油。精炼葵花子油适合温度不高的炖炒，但不宜单独用于煎炸食品。

6 玉米油。玉米油可以用于炒菜，也适合用于凉拌菜。

7 芝麻油。芝麻油在高温加热后失去香气，因而适合做凉拌菜，或在菜肴烹调完成后用来提香。

8 花生油。它的热稳定性比大豆油要好，适合日常炒菜用，但不适合用来煎炸食物。

9 橄榄油。橄榄油可用来炒菜，也可以用来凉拌。不过有个缺点就是维生素E比较少。

10 茶油。精炼茶油风味良好，耐储存，耐高温，适合炒菜和煎炸用。

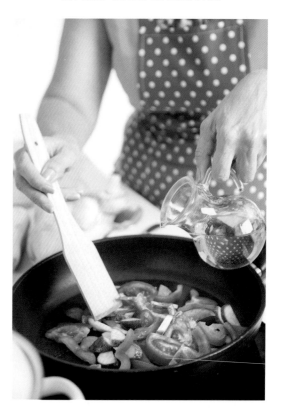

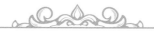

小贴士

动物性油脂做菜，味道较好，但是其营养价值不高，还有一些副作用，所以建议孕妈妈少用动物油脂烹调菜肴。

Part 6　孕5月

营养招牌菜推荐

❥ 豆腐煲

原料：豆腐100克，油菜100克，鲜香菇、番茄各50克，玉米笋50克，新鲜蔬果（用来制作素高汤）。

调料：无。

做法：

1 素高汤的做法：用新鲜蔬果熬煮1~2个小时，待蔬果中的味道融入汤后，将蔬果渣去除即可。

2 将豆腐洗净，切成片状；玉米笋用水冲洗一下。

3 鲜香菇、油菜洗净备用；番茄洗净后切去蒂头，再切成块状。

4 将素高汤放入砂锅中煮沸，加入所有材料炖煮至熟即可。

❥ 两米芸豆粥

原料：小米、粳米各100克，芸豆50克。

调料：无。

做法：

1 将小米、粳米淘洗干净，浸泡1小时。

2 芸豆淘洗干净，加小米、粳米和适量水，熬煮成粥即可。

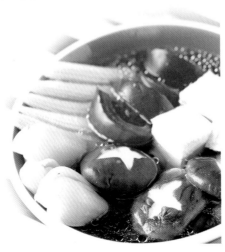

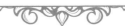

❈ 小贴士 ❈

大米富含蛋白质、脂肪、钙、铁、维生素、矿物质等元素；小米含蛋白质、脂肪、铁、锌、维生素B_1、维生素B_{12}等元素；芸豆含蛋白质、脂肪、钙、B族维生素，芸豆还是一种难得的高钾、高镁、低钠食品。此粥可以为孕妈妈提供丰富的蛋白质、钙、铁、锌等元素，保证孕中期母体和胎宝宝快速增长的需要。

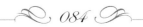

ξ 蘑菇炖豆腐

原料：鲜蘑菇100克，嫩豆腐60克，高汤适量。

调料：香油、酱油、精盐、料酒各适量。

做法：

1 蘑菇择洗干净，撕成小片。

2 嫩豆腐切成小块，放入冷水锅中，加入少许料酒，用大火煮至豆腐起孔。

3 将煮豆腐的水倒掉，加入高汤、鲜蘑菇、酱油，用小火炖20分钟左右，加入精盐和香油调味，即可出锅。

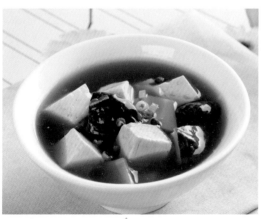

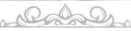

小贴士

此菜含有蛋白质、脂肪、钙、磷、铁、锌、铜等营养成分，营养较为全面。其中所含的优质蛋白质，能够为孕妈妈提供丰富的营养，保证胎宝宝脑细胞正常发育。

ξ 核桃油茭白鸡蛋

原料：茭白100克，鸡蛋2个（约120克），核桃油2小匙，葱花、高汤各适量。

调料：精盐适量。

做法：

1 茭白去皮洗净，切成丝备用；将鸡蛋洗净，打入碗内，加少量精盐调匀备用。

2 锅中加入核桃油烧热，倒入鸡蛋液，炒出蛋花。

3 另起锅，锅中加入核桃油烧热，下入葱花爆香，放入茭白丝翻炒几下。

4 加入精盐、高汤继续翻炒，待汤汁干、茭白熟时倒入炒好的鸡蛋，翻炒均匀即可。

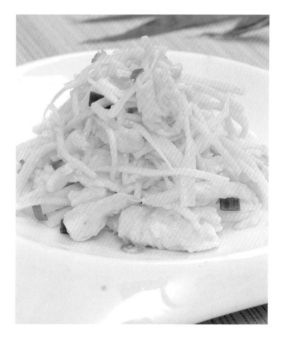

Part 6 孕5月

ξ 虾仁拌莼菜

原料： 莼菜300克，虾仁50克，鸡蛋液、淀粉各适量。

调料： 精盐、香油适量。

做法：

1 炒锅置旺火上，加入清水2碗烧沸，倒莼菜，再沸，撇去浮沫，捞出沥水，放入

ξ 牡蛎粥

原料： 大米100克，牡蛎50克，胡萝卜3片，青菜末、葱末、姜末、香菇粉适量。

调料： 精盐适量。

做法：

1 大米洗净；牡蛎洗净切片；胡萝卜切丁。

2 起锅热油，下葱末、姜末炝锅，下牡蛎肉，炒熟后加适量水。

3 再下入大米，用小火煲煮成粥，放入青菜末、香菇粉，加适量精盐调味即可。

碗中，加精盐调味，拌匀装盘。

2 鸡蛋液加淀粉和水调成浆，倒入虾仁挂浆。炒锅置火上，加入清水500克，烧出沥水，摆在莼菜上，淋入香油即成。

ξ 鲫鱼炖豆腐

原料： 净鲫鱼500克，豆腐100克，姜片5克，葱花适量。

调料： 料酒、精盐适量。

做法：

1 将净鲫鱼洗净，腹内抹上料酒和精盐，腌10分钟左右；豆腐切厚片，入沸水中烫5分钟，捞出来沥干水。

2 锅中加入植物油，下入姜片爆香，将鱼放进去煎至两面发黄，加入适量清水，先用大火烧开，再用小火炖20分钟左右。

3 放入豆腐片，煮10分钟左右，撒上葱花即可。

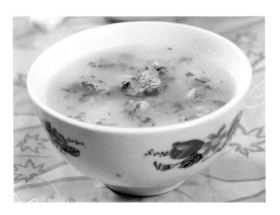

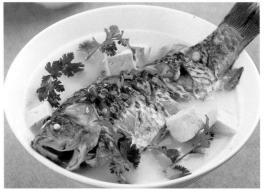

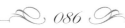

∫ 菜花炒蛋

原料：菜花300克，鸡蛋2个约120克。

调料：精盐适量。

做法：

1 将鸡蛋磕入碗内，加少许精盐搅拌均匀；菜花先洗净，再掰成小朵，下入开水锅内焯熟，捞出过凉、控水。

2 炒锅注油烧热（注意油温不要太高），倒入蛋液煎熟，铲成小块。

3 炒锅注油烧热（注意油温不要太高），下菜花、蛋块、精盐炒均匀即可。

∫ 尖椒煸排骨

原料：排骨400克，尖椒100克，胡椒粉、姜片、葱姜水各适量。

调料：精盐、料酒、酱油各适量。

做法：

1 将排骨洗净，切成小块，加入料酒、葱姜水、精盐、酱油，腌30分钟，捡出，控干水分；尖椒切片。

2 坐锅点火倒油，待油热后放入排骨炸至金黄色捞出。

3 锅内留底油，倒入姜片煸出香味，放入尖椒、排骨、精盐、胡椒粉，翻炒至熟透即可。

∫ 糖醋排骨

原料：猪排骨300克，鸡蛋1个（约60克），葱、姜、水淀粉、番茄酱适量。

调料：精盐、醋、白糖各适量。

做法：

1 猪排骨洗净斩成小段；葱切圈；姜切末。

2 将猪排装入碗内，加入淀粉和鸡蛋液一起拌匀，入油锅中炸至金黄色捞出。

3 锅置火上加油烧热，下入番茄酱炒香后，加适量水、白糖、醋、精盐、葱花、姜末，下入排骨拌匀，加水淀粉勾芡即可。

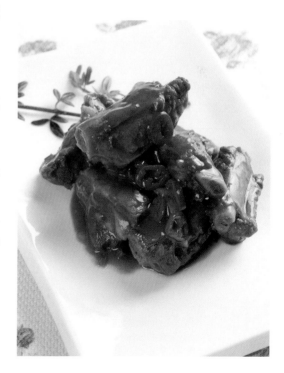

 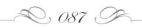

₤ 鳕鱼羹

原料： 水发海参25克，鳕鱼肉100克，鸡蛋2个（约120克），干贝30克，葱、姜末、淀粉、黑胡椒粉各适量。

调料： 料酒、香油、精盐各适量。

做法：

1 水发海参洗净，入沸水中焯烫，捞出切块；鳕鱼肉洗净，切小块；葱洗净，分出葱白和葱叶，分别切末。

2 干贝泡软，加入一半葱白、姜末及料酒，放入蒸锅蒸熟，取出放凉，撕成细丝；鸡蛋取蛋清打至发泡。

3 锅中加入800毫升水，大火烧开，放入海参丁、鳕鱼丁、干贝丝及剩余的葱白、姜末，中火煮开，改用小火煮20分钟，加入淀粉勾芡，淋上蛋清，加入葱叶末及黑胡椒粉、香油和精盐调味即可。

₤ 红薯豆沙饼

原料： 烤红薯400克，红小豆250克，奶油、奶粉各10克，面粉适量。

调料： 白糖5克。

做法：

1 红小豆洗净浸泡约1小时，沥干后放入锅中煮成红小豆沙。

2 将烤至熟软的红薯去皮后压成泥，加入面粉、白糖、奶油、奶粉和少许水揉成团状，分割成8~10等份备用。

3 取1块红薯面团，用手掌压扁，包入适量红小豆沙馅，收口捏紧后稍压成扁圆形，依法做完后，将红薯豆沙饼放入平底锅中，用少许油煎至酥黄成熟即成。

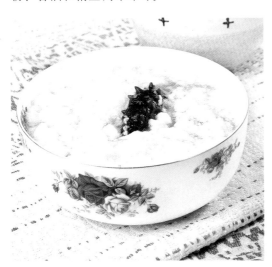

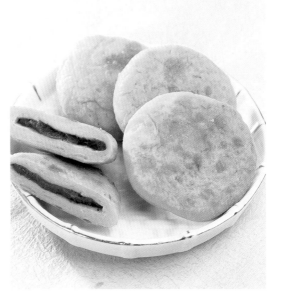

 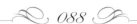

ξ 海带炖鸡

原料：鲜海带400克，母鸡500克，葱段、姜片各少许。

调料：料酒、精盐各适量。

做法：

1 将鸡宰杀干净，切成小块；海带洗净，切成菱形块。

2 锅内加入适量清水，倒入鸡块，先用大火烧开，再用小火炖30分钟左右，加入葱段、海带、姜片、精盐、料酒，烧至鸡肉熟烂即可出锅。

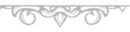

❀ 小贴士 ❀

海带含有丰富的钙、碘元素，能够帮助胎宝宝的骨骼、脑部发育正常；鸡肉蛋白质的含量比例较高，种类多，而且消化率高，很容易被人体吸收利用，能够满足胎宝宝进入快速生长发育期的营养需要。

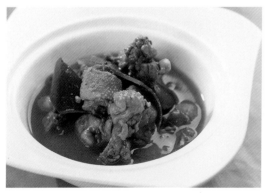

ξ 虾皮冬瓜丝

原料：冬瓜300克，虾皮50克，大蒜、大葱、花椒各适量。

调料：精盐适量。

做法：

1 将冬瓜去皮洗净，切丝；虾皮浸泡洗净；蒜切末，葱切丝。

2 锅内加入植物油烧热，放花椒炝锅，下冬瓜、虾皮、葱、蒜，快炒至熟。

3 加适量精盐调味即可。

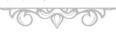

❀ 小贴士 ❀

这道菜清淡适口，味道香鲜。冬瓜含有大量的水分和维生素C，具有清热解毒、利尿消肿、止渴除烦的功效；虾皮含有丰富的钙、碘等成分。孕妈妈多吃此菜，可提高身体免疫能力，有利于胎宝宝骨骼的生长发育。

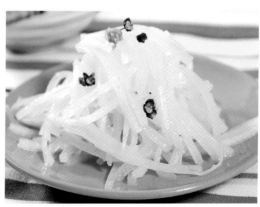

Part 6 孕5月

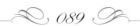

ε 虾皮豆腐

原料： 虾皮30克，豆腐100克。

调料： 精盐、香油各适量。

做法：

1 虾皮洗净；豆腐用沸水汆烫后捞出切小块。

2 虾皮入锅，加水煮沸，再下豆腐，共煮10分钟后加精盐调味，起锅后淋上香油即可。

小贴士

这道菜含丰富的蛋白质、钙、磷、铁等营养素，蛋白质能满足孕妈妈和胎宝宝生长的需要；钙能满足胎宝宝骨骼生长发育的需要；铁对妊娠缺铁性贫血有一定疗效。

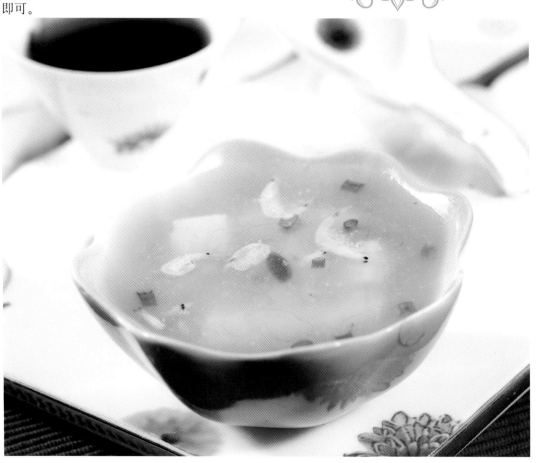

疑难解答

ℰ 肚子总没别人大，是不是营养没跟上？

孕妈妈肚子的大小跟营养的关系不是太大，肚子小可能因为孕妈妈是后位子宫，一般后位子宫的孕妈妈肚子都不大。

5~6个月的孕妈妈肚子一般都不大，这个阶段胎宝宝的生长速度比较平缓，孕妈妈不要因为肚子小在饮食上不加控制，暴饮暴食，或者一味地去补充营养，因为在后几个月胎宝宝的生长速度会非常快，过度补充营养会导致胎宝宝过大，增加分娩的困难。

ℰ 孕妈妈饿的时候，胎宝宝也会感觉饿吗？

胎宝宝在宫内，由脐带、胎盘与孕妈妈相连，营养物质经胎盘吸收，通过脐带进入胎宝宝体内。所以，一般当孕妈妈肚子饿的时候，胎宝宝不会饿。

随着胎宝宝在不断地长大，需要的营养物质也会越来越多，孕妈妈每天三餐要变成"三大三小"。就是每天正餐外，需要增加点心，这是不能忽略的。当肚子饿的时候，不能单单喝点开水，想到这时候是"两个人"的需要，应该跟上胎宝宝的生长发育，否则胎宝宝的发育会受限的。

ℰ 怀孕后可以节食控制体重吗？

如果怀孕期间，孕妈妈缺乏健康的饮食，营养摄取不足，体重增加不够，或是超重而试图节食来控制体重，就可能会发生对孕妈妈和胎宝宝不利的影响。

怀孕期间母体除了应付自身营养需要外，还得供应胎宝宝生长发育所需要的营养，因此没有充足的养分供给，可能会造成母体营养不良，导致贫血的发生，影响胎宝宝正常的生长与发育。

ℰ 蔬菜生吃更营养吗？

蔬菜生吃好还是熟吃好，不能一概而论，需要根据蔬菜的品种来决定。

可以生吃的蔬菜

白萝卜、水萝卜、番茄、黄瓜、柿子椒、大白菜心、紫包菜等都可以生吃。因为这些蔬菜中维生素C和B族维生素较多，在烹饪过程中容易遭到破坏，孕妈妈可以生吃来获取这些营养。

 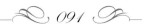

需要汆烫一下的蔬菜

西蓝花、菜花适宜汆烫后再吃，汆烫过后的口感更好，而它们含有的丰富纤维素也更容易消化；菠菜、竹笋、茭白等含草酸较多，也最好汆烫一下，这是为了最大限度地去除其草酸，因为草酸在肠道内与钙结合会生成难以吸收的草酸钙，干扰人体对钙的吸收；大头菜等芥菜类的蔬菜含有硫代葡萄糖苷，汆烫水解后能生成挥发性芥子油，味道会更好，且能促进消化吸收，所以也适宜汆烫后食用。

需要煮熟才能吃的蔬菜

含淀粉的蔬菜，如土豆、芋头、山药等必须熟吃，否则其中的淀粉粒不破裂，人体无法消化；含有大量的皂苷和血细胞凝集素的扁豆和四季豆，食用时一定要熟透变色；豆芽一定要煮熟吃，无论是凉拌还是烹炒。

补钙是越早越好吗？

怀孕初期，孕妈妈的钙需求量与正常人大致相同，每天约为800毫克，而孕妈妈每天的饮食中都或多或少有钙质的摄入，因此不需要特别补钙。如果在孕早期孕妈妈出现了缺钙症状如腿脚抽筋、牙齿松动，最好能获得医生的建议后进行补充。

什么时候开始补钙好

通常，从孕中期开始补钙是比较合适的，到了孕中期，胎宝宝骨骼和牙齿的发育需要更多钙的支持，每天需求量逐渐增长为

1000~1200毫克，这时食物中钙的摄取可能满足不了母子两人的需要，因此还要在医生的建议下补充优质钙剂，到了孕晚期，孕妈妈每天对钙的需求量将增加到1500毫克。

补钙并不是越多越好

补钙也不是越多越好。补钙过多容易会使钙质沉积在胎盘血管壁上，引起胎盘老化、钙化，使胎宝宝不能很好地得到营养和氧气。除此之外，钙摄入量过高不利于其他微量元素如铁、锌、镁、磷的吸收利用，尤其是铁，容易引起孕妈妈贫血。

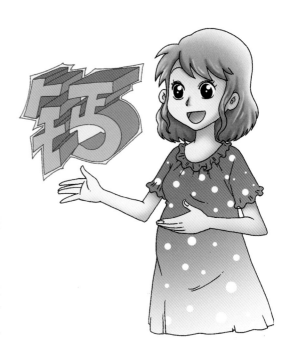

Part 7

孕6月

本月孕妈妈须知

1 在这一时期很多孕妈妈会发现自己异常能吃，很多以前不喜欢的食品现在反倒成了最喜欢的东西，因此，可以好好利用这段时间调整自己的饮食习惯，加强营养，增强体质，为将来分娩和产后哺乳做准备。

2 这个时期孕妈妈很容易被便秘所困扰，要注意饮食调节，多吃一些润肠通便的食品，如各种粗粮、蔬菜、黑芝麻、香蕉等，也应该注意适当运动，促进肠蠕动，利于消化。

3 孕妈妈在用餐后可以喝一些柠檬水（在水中加上1片柠檬）或漱口，这样能让口腔保持湿润，还能刺激唾液分泌，减少因鼻塞、口干或口腔内残余食物引起的厌氧细菌过多造成的口臭。

4 如果孕妈妈有烧心的感觉，要坚持少量多餐，一天分5~6次进食，或在晚上适当吃点健康的小零食。

5 不要摄入过多简单的糖类食品（如蔗糖、果糖、葡萄糖等），注意能量平衡，否则易引发妊娠糖尿病。

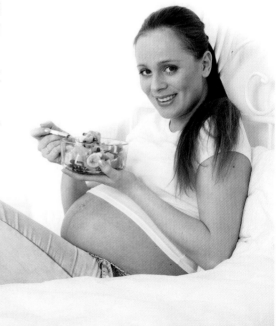

孕6月营养饮食知识

ξ 补充卵磷脂

孕妈妈对卵磷脂的需求量

孕妈妈只需要每天补充500毫克卵磷脂，就可以满足自己和胎宝宝的需要了。

富含卵磷脂的食物

蛋黄、大豆、酵母、鱼头、芝麻、蘑菇、山药、黑木耳、谷类、小鱼、动物肝脏、骨髓、红花籽油、玉米油、向日葵等食物中都含有一定的卵磷脂，以大豆、蛋黄和动物肝脏中的更营养并且含量更丰富。

> **小贴士**
>
> 如果每天摄取的食物种类足够丰富，就不必担心卵磷脂缺乏的问题，也不需要额外补充卵磷脂的营养品。

ξ 孕期常吃鱼益处多

鱼肉含有对大脑发育有益的成分——DHA（二十二碳六烯酸），这是鱼类所特有的。DHA是脑脂肪重要组成物质，占人脑脂肪含量的10%左右。它具有促进大脑发育、促进神经兴奋传导、提高记忆力、判定力和决策力、防止脑老化等功能。所以，孕期多吃鱼确实对胎宝宝大脑发育有益。

多吃深海鱼类

如墨鱼、鲑鱼、带鱼、石斑鱼等。这类鱼含有丰富的维生素A、B族维生素、维生素D等，且鱼肉容易消化，脂肪含量低而蛋白质含量丰富，利用率极高。同时鱼肉中不饱和脂肪酸高达70%~80%，绝大部分也能被吸收，可帮助胎宝宝脑细胞及视网膜细胞的发育。它的无机盐含量也要高于肉类，是钙的良好来源。

烹调方法

蒸鱼的时候汤水比较少，所以不饱和脂肪酸的损失较少，DHA和EPA（二十二碳五烯酸）的含量会剩余90%以上。但是烤鱼的话，随着温度的升高，鱼的脂肪会融化并消失。炖鱼也是，脂肪会有少量的溶解，鱼汤中还会出现浮油。

因此，想要最大限度地摄取鱼肉中的DHA和EPA，首选的烹调方法是蒸，其次是炖，最后是烤和炸。

合理搭配

1 豆腐和鱼搭配。豆腐中所含的蛋白质缺乏蛋氨酸和赖氨酸，而鱼肉中两者的含量却较丰富；鱼肉蛋白质含量较少的苯丙氨酸，在豆腐中又颇为丰富。所以，两者合吃可以取长补短，相辅相成，提高蛋白质的营养价值。此外鱼肉中富含的维生素D可以促进豆腐中钙质的吸收，两者合吃，可以提高钙在人体中的吸收率。

2 鱼和醋搭配。用醋清洗鱼，可杀菌；炖鱼时加醋可使蛋白质易于凝固，并软化骨刺，所含的钙、磷等矿物元素也更易被人体吸收。

3 鱼和大蒜搭配。大蒜具有相当强的杀菌能力，吃鱼时加入大蒜，能够有效杀灭鱼身上的细菌，使食物更健康。

小贴士

咸鱼、熏鱼、鱼干，这些鱼制品中常常含有亚硝胺类致癌物质，尤其是煎炸烧焦的鱼中，含有强致癌物，孕妈妈不要食用。

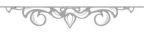

ξ 有利胎宝宝脑发育的食物

人们对脑组织进行分析发现，对脑发育产生影响最大的营养素有九种：脂肪、蛋白质、维生素C、糖、钙、B族维生素、维生素A、维生素E和碘。其中蛋白质和维生素占比较大的比例。

富含维生素C的食物

新鲜水果、蔬菜、豆类，尤其是番茄、柑橘、草莓、葡萄，孕妈妈不妨在饭间多吃一些这样的水果。

富含维生素E的食物

坚果(松子、核桃等)、蛋黄、动物肝脏、大豆及豆制品、鱼类、植物油等。

富含维生素A的食物

胡萝卜、甘薯及玉米，每天进食合理的乳制品和蛋类就可以比较好地维持维生素A的水平了。

富含B族维生素的食物

番茄、橘子、香蕉、葡萄、梨、核桃、栗子、猕猴桃等水果。

富含蛋白质的食物

猪肝、瘦肉、鸡肉、鱼肉、蛋类以及豆制品类等，另外，牛奶、酸奶也富含人体必需的蛋白质。

ξ 适量吃些红枣

孕妈妈吃红枣的益处

1 红枣含有较丰富的铁质，孕妈妈常食用，不仅能防治缺铁性贫血，还有滋补强力的功效。

2 红枣中含有十分丰富的叶酸，叶酸参与血细胞的生成，促进胎宝宝神经系统的发育。而且红枣中含有微量元素锌，有利于胎宝宝的大脑发育，促进胎宝宝的智力发展。

 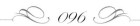

3 孕期孕妈妈会经常出现躁郁、心神不宁等情绪，多食红枣可起到养血安神、舒肝解郁的作用。

4 红枣含丰富维生素C，它可增强母体的抵抗力，还可促进孕妈妈对铁质的吸收。

5 红枣能补益脾胃和补中益气。多吃红枣能显著改善肠胃功能，达到增强食欲的功效。

更健康吃红枣的方法

1 适量食用。红枣可以经常食用，而过量则会有损消化功能，并引起便秘等症。孕妈妈每天食用以5~10颗为宜。

2 吃枣最好吐皮。生吃红枣时，枣皮容易滞留在肠道中不易排出。

3 患有糖尿病的孕妈妈不宜食用。红枣糖分丰富，尤其是制成零食的红枣，不适合患有糖尿病的孕妈妈，因为红枣会造成血糖升高，使病情恶化。

4 生食红枣时，一定要将它洗净，否则红枣上可能会残留农药，对胎宝宝、孕妈妈产生不好的影响。

小贴士

红枣是一种容易变质、发酵的食品，尤其是生红枣，所以一定要注意选择和贮藏。变质的红枣不能吃。

ξ 淡化妊娠纹的饮食方法

1 适当多吃富含维生素C的食物，如柑橘、草莓、蔬菜等；多吃富含维生素B_6的牛奶及其制品，适当多吃富含维生素E的食物，如卷心菜、葵花子油、菜籽油等，增强皮肤抗衰老的能力。

2 调整饮食习惯，尽量吃新鲜水果，少喝果汁；喝脱脂奶，少喝全脂奶；喝清汤，少喝浓汤，多吃低糖水果，少吃饼干和沙拉；少吃色素含量高的食物。

3 适当多吃纤维素丰富的蔬菜、水果和富含维生素及矿物质的食物，以此增加细胞膜的通透性和皮肤的新陈代谢功能。

4 既要保证均衡、营养的膳食，又要避免过多摄入碳水化合物和过剩的热量，导致体重增长过多。

ξ 调整饮食，防止过度肥胖

随着生活水平的日益提高，很多孕妈妈都会大量地补充营养，加上传统观念的影响，觉得孕妈妈就是需要胖，这样胎宝宝才能获取充足的营养，这使得孕妈妈不太关注体重，从而很容易导致孕期肥胖。实际上，肥胖对孕妈妈来说有害无益。

出现妊娠并发症概率大大增加

据统计，在体重90公斤的孕妈妈中，75%会有这样那样的妊娠综合征。其中最常见、最危险的是妊娠高血压综合征，占总数

Part 6 孕6月

的43.6%，其中严重的甚至需要终止妊娠；另外一种常见病症是妊娠糖尿病，这也会严重影响到胎宝宝的正常发育，甚至还可能引发流产或者死胎。

难产率、围产期胎宝宝死亡率和缺陷儿出生率高

一般说来，肥胖孕妈妈生出的宝宝体重也会比正常宝宝高，这无疑增加了难产比率。据统计，如果新生儿体重大于3500克，难产率可达53.3%；新生儿体重超过4000克，孕妇难产率就高达68.2%。而如果孕妈妈孕期比孕前体重超出13公斤以上，围产期胎宝宝死亡率可能比普通孕妇高2~5倍；肥胖还会大大增加胎宝宝神经管畸形的概率。由此可见，孕妈妈肥胖，不论对自己还是未出生的宝宝，都是极其有害的，所以，将体重增长速度控制在正常的范围内，是肥胖孕妈妈需要特别重视的。

判断孕妈妈是否营养过剩

判断孕妈妈摄入的营养是否过剩，最直接的方法就是查看孕妈妈体重的增长速度。

怀孕期间，建议孕妈妈每周称一次体重，并做好记录。

一般孕前体重正常的孕妈妈，整个孕期的体重增长应控制在13千克以内。对于那些孕前偏低体重的孕妈妈，在怀孕期间总增加量最好在12.5~18千克，有些超重的孕妈妈增加7~11.5千克即可，而肥胖的孕妈妈增加5~9千克就可以了。

胎宝宝的最佳出生体重应该控制在3~3.5千克。孕早期的3个月，孕妈妈大约会增重1.2千克；孕中期每周体重的增加量约在0.35~0.5千克；整个孕晚期大约增重4千克。其中孕9月体重增加会减缓，孕10月体重会停止增加，甚至会轻一些。

如果体重增长过快、过多，很可能就是营养过剩了，需要控制好进食量。

平衡膳食，控制食量

一般而言，怀孕期间最好将体重增加控制在10~13千克。如果孕妈妈发现怀孕后长胖了许多，已经高于了标准，那么从这个时候开始就要注意调整日常饮食，防止过度肥胖。

1 每日摄入营养成分要合理。例如，每天食入牛奶300克、瘦肉100克、鲜鱼100克、鸡蛋100克。

2 控制糖类食物和脂肪含量高的食物。主食类不宜超过每日标准供给量。动物性食物中可多选择含脂肪相对较低的鸡、鱼、虾、蛋、奶，少选择含脂肪量相对较高的猪、牛、羊肉。少吃油炸食物、含糖饮料、糕点类食物，并适当增加一些豆类，这样既可以保证蛋白质的供给，又能控制脂肪量增加。

3 多吃蔬菜水果。主食和脂肪进食量减少后，往往饥饿感较严重，这时可多吃一些蔬菜和水果（最好选择含糖少的水果），既缓解饥饿感，又可增加维生素的摄入。

营养招牌菜推荐

ξ 木耳猪血汤

原料：猪血250克，水发木耳50克，葱花适量。

调料：精盐、香油各适量。

做法：

1 猪血洗净切块；木耳洗净，撕成小朵。

2 将猪血和木耳一起放入锅中，加适量清水，大火烧开，再用微火炖至血块浮起，加入葱花、精盐，淋入香油，出锅即可。

ξ 当归鱼汤

原料：鳗鱼150克，当归、黄芪、枸杞各3克。

调料：香油适量。

做法：

1 所有原材料洗净放入碗中，加水至盖住全部药材。

2 隔水蒸至鳗鱼完全熟透，取出滴上少许香油即可。

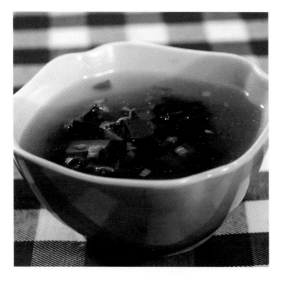

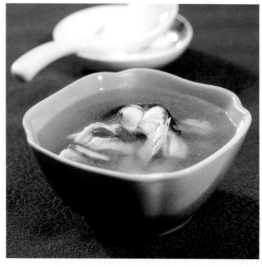

ᶓ 紫菜丸子

原料：白菜200克，肉末50克，干紫菜25克，胡萝卜40克，鸡蛋3个（约120克），姜末、面粉各适量。

调料：精盐、香油适量。

做法：

1 白菜洗净、剁碎，撒入适量精盐，拌匀后腌渍10分钟，挤去汁水。

2 紫菜泡发，挤干水分，切成碎末；胡萝卜洗净，切成细丝。

3 将紫菜、白菜、胡萝卜、肉末放入盆中，打入鸡蛋，加姜末、精盐、香油，边搅边再加入面粉，搅匀调制成菜面团，然后搓成一个个丸子生坯。

4 炒锅倒入油烧至五成热，下入丸子，并不停用筷子搅动，待丸子炸至金黄色时，捞出沥油即成。

ᶓ 鲍鱼冬菇海参汤

原料：水发海参100克，蹄筋、冬笋各100克，鲍鱼50克，冬菇、火腿各30克，冬瓜半个，高汤500毫升，青豆10克。

调料：精盐、香油各适量。

做法：

1 鲍鱼洗净，入沸水中焯一下捞出，去壳洗净。

2 将海参、冬笋、冬菇、蹄筋洗净，用开水烫一下，捞出沥干。

3 将蹄筋、冬笋、冬菇、火腿均匀切成约1厘米见方的丁。

4 冬瓜去瓤洗净，将上述原料用油稍炒后一同放入冬瓜盅内，再把冬瓜盅放入特制的大碗中，加入青豆、精盐、高汤，蒸熟取出，淋上香油即可。

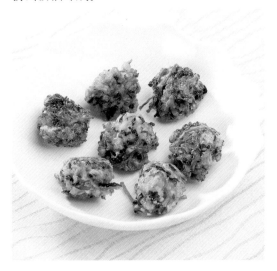

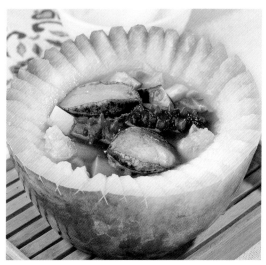

 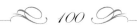

ξ 芝麻猪肝

原料：猪肝250克，芝麻100克，面粉、鸡蛋、葱姜末各适量。

调料：精盐适量。

做法：

1 猪肝洗净，切成薄片。

2 鸡蛋清、面粉、精盐、葱姜末调匀，放入猪肝挂浆，取出滚满芝麻。

3 锅置火上，倒油烧至七成热，放入滚满芝麻的猪肝，炸透，出锅装盘即成。

ξ 番茄茼蒿芹菜汁

原料：番茄250克，茼蒿100克，芹菜60克，冰块适量。

调料：柠檬汁适量。

做法：

1 番茄洗净，切块；茼蒿、芹菜洗净，切小段。

2 将番茄、茼蒿、芹菜放入榨汁机内，榨出鲜汁，倒入玻璃杯中，加入冰块、柠檬汁，搅匀即可。

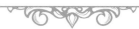

❧ 小贴士 ❧

茼蒿中含有特殊香味的挥发油，有助于消食开胃，增加食欲，并且其所含粗纤维有助肠道蠕动，促进排便，达到润肠通便的目的；芹菜含酸性的降压成分。

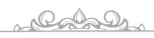

❧ 小贴士 ❧

猪肝是补血食品中最常用的食物，其营养含量是猪肉的 10 多倍，食用猪肝可调节和改善造血系统的生理功能，起到良好的补铁补血的效果。

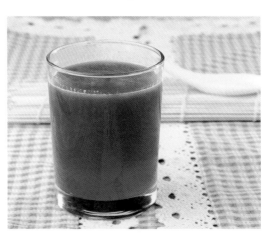

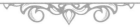

Part 6 孕6月

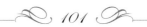

ξ 油菜扒猪血

原料：熟猪血400克，油菜心250克，胡椒粉、淀粉各适量。

调料：蚝油、酱油、香油、料酒各适量。

做法：

1 熟猪血洗净，切厚块。

2 油菜心洗净，入沸水中焯一下，捞出沥水，再下入热油中炒熟，摆盘中围边。

3 炒锅置火上，倒入植物油烧热，加少许水，放入猪血块翻炒片刻，倒入油菜心盘中。

4 另起锅，加水、酱油、胡椒粉，淋香油，烹料酒、蚝油，用淀粉勾芡、淋入盘中即可。

ξ 芝麻蜂蜜粥

原料：粳米100克，黑芝麻30克。

调料：蜂蜜适量。

做法：

1 粳米淘洗干净，用清水浸泡1小时。

2 黑芝麻下入锅中，用小火炒香，出锅后趁热研成粗末。

3 锅中加入清水2碗，下入粳米，旺火烧沸，转小火熬煮40分钟，加入黑芝麻末，煮至粳米烂熟，调入蜂蜜即可。

❤ 小贴士 ❤

黑芝麻含有的铁和维生素 E，有预防贫血的效果；蜂蜜可治脾胃虚弱，肠燥便秘。

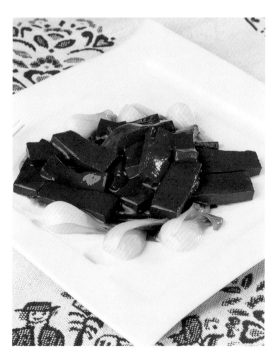

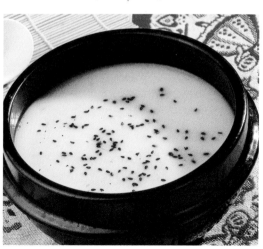

∮ 小麦芸豆粥

原料：小麦米150克，芸豆50克。

调料：白糖适量。

做法：

1 将小麦米淘洗干净，用清水浸泡约2小时；芸豆择洗干净、切碎。

2 锅中加入清水约1500毫升，放入小麦米，旺火煮沸，打去浮沫。

3 下入芸豆，改用小火烧煮约1小时，待小麦米开花、芸豆熟烂时调入白糖，稍焖即可。

小贴士

芸豆富含蛋白质、脂肪、碳水化合物、钙及丰富的B族维生素。B族维生素能给孕妈妈提供能量及促进蛋白质代谢，确保胎宝宝快速发育的需要。芸豆还是一种难得的高钾、高镁、低钠食品，对高血压、贫血、水肿有食疗作用。

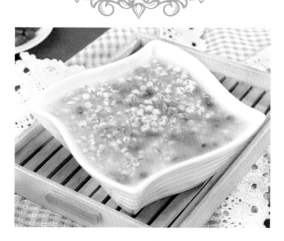

∮ 番茄拌豆腐

原料：嫩豆腐200克，茄子30克，番茄20克，榨菜10克。

调料：精盐、白糖、香油各适量。

做法：

1 豆腐切小块，入沸水锅焯烫2分钟，放入盘中，撒少许精盐，腌渍3分钟，滗出渗出的水分。

2 番茄洗净，去皮，切丁；榨菜洗净，切丝。

3 将茄子去皮，放入开水中汆烫，捞出切块。

4 将番茄丁、茄子块、榨菜丝末放入碗中，加精盐、白糖、香油拌匀，倒在豆腐上，拌匀即可。

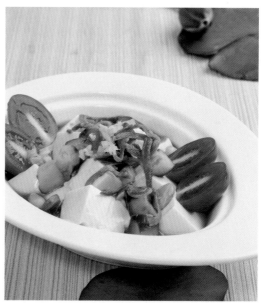

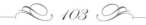

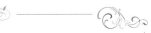

豆皮炸金枝

原料：鲜金针菇200克，豆腐皮20克，鸡蛋1个（约60克），淀粉适量。

调料：料酒、生抽各适量。

做法：

1 金针菇去根洗净，入沸水锅烫熟，投凉沥水；豆腐皮洗净，划成方块，卷入整齐的金针菇，卷成条，接头处可用小牙签固定。

2 鸡蛋磕入碗中打散，加入淀粉、料酒、生抽和适量水，搅匀成蛋糊。

3 炒锅点火，倒油烧至五成热，将豆腐皮卷逐一裹匀蛋糊，入锅炸至金黄色，捞出沥油，装盘即可。

小贴士

金针菇可抑制血脂升高，降低胆固醇，防治心脑血管疾病；豆腐皮营养丰富，蛋白质、氨基酸含量高，豆腐皮还有易消化、吸收快的优点，能防止孕妈妈便秘。

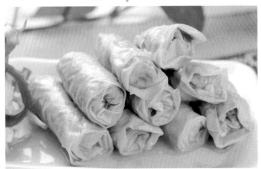

翡翠烩白玉

原料：茼蒿200克，鱼肉150克，鸡蛋1个（约60克），姜片、蒜片、水淀粉、清汤各适量。

调料：精盐适量。

做法：

1 鸡蛋打开取蛋清；茼蒿洗净，放开水锅中汆烫后捞出沥干水分，再切成4厘米长的段。

2 鱼肉冲洗干净后切薄片，加精盐、蛋清、水淀粉上浆，放入油锅中滑散后捞出沥干油。

3 起锅热油，下姜片、蒜片炝锅，注入清汤，放精盐调味后倒入茼蒿、鱼片。

4 待汤烧开后用水淀粉勾芡即可。

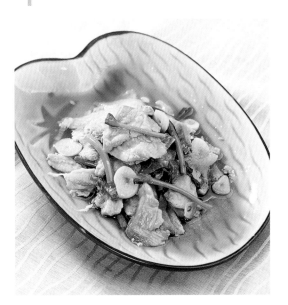

ξ 蛋丝拌黄瓜

原料：黄瓜25克，鸡蛋1个（约60克），葱花、香菜末、蒜末各适量。

调料：精盐、香油各适量。

做法：

1 黄瓜洗净，切丝；鸡蛋打匀。

2 锅置火上，倒入适量植物油，待油温烧到六成热时，淋入蛋液，制成蛋皮，出锅切丝。

3 取盘，放入黄瓜丝和蛋皮丝，用葱花、香菜末、蒜末、精盐、香油调味即可。

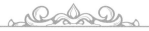

❧ 小贴士 ❧

这道菜有清肠通便、能预防孕妈妈便秘。黄瓜中所含的丙醇二酸，可抑制糖类物质转变为脂肪，能防止孕妈妈体重增长过快。

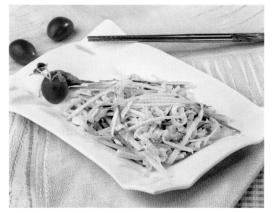

ξ 番茄炒虾仁

原料：虾仁300克，番茄250克，豌豆50克，鸡蛋1个（约60克），水淀粉、葱末、姜末各适量。

调料：精盐、料酒、香油各适量。

做法：

1 虾仁洗净，放碗内加精盐、料酒抓匀，加蛋清、水淀粉上浆。

2 番茄用热水烫后剥皮，去籽，切丁。

3 锅置火上，倒油烧热，放入虾仁过油后捞出备用。

4 锅内留底油，加葱末、姜末炒出香味，加入番茄丁煸炒，随即加入精盐、虾仁，用水淀粉勾芡，加豌豆炒熟，淋上香油即成。

❧ 小贴士 ❧

虾仁含丰富的优质蛋白质和钙质，番茄则富含多种维生素，搭配食用可以满足身体的营养需求。

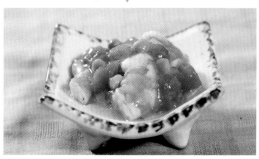

疑难解答

⸎ 孕妈妈可以吃海鲜吗？

孕妈妈可以吃一些海鲜，只是要注意食用方法。

控制好量

孕妈妈每周最多吃1~2次海鲜，而且每次应控制在100克以下。

注意搭配

1 蔬菜和粗粮当中的纤维素可以促进重金属的排出，适合与海鲜搭配食用。

2 吃海鲜的时候，可以搭配少许姜末和醋汁一起食用，这样可以起到保护肠胃的作用。

3 海鲜忌与维生素C片同食。海鱼的头部富含矿物质砷，在大量维生素C的作用下会转化成有毒的三价砷，其毒性相当于砒霜，因此应避免在吃海鱼前后两小时内服用维生素C片。

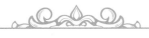
小贴士

海鲜河鲜多为寒性，肠胃虚弱的孕妈妈要少吃，尤其是螃蟹。

⸎ 孕妈妈可以吃火锅吗？

在冬天的时候，一家人围在一起吃火锅，其乐融融，孕妈妈也可以享受吃火锅的幸福，但要注意吃火锅的方式，以及火锅的安全卫生。

1 自己准备材料，在家吃火锅。这样不但食品安全有保障，还可以远离嘈杂的环境，呵护胎宝宝的健康。

2 任何食物一定要煮至熟透，才可进食，特别是肉类食物，如牛肉、羊肉等，这些肉片中都可能含有弓形虫的幼虫。幼虫可通过胎盘感染到胎宝宝，严重的会发生小头、大头（脑积水）、无脑儿等畸形。

3 吃火锅前先喝小半杯新鲜果汁，接着吃蔬菜，然后是肉。这样，才可以合理利用食物的营养，减少胃肠负担，达到健康饮食的目的。

4 尽量避免用同一双筷子取生食和熟食，这样容易将生食上沾染的细菌带进肚子里，从而造成腹泻及其他疾病。

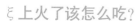

上火了该怎么吃？

孕妈妈出现上火症状时，可以多吃一些苦味食物，苦味食物中的生物碱、尿素等苦味物质，具有解热祛暑、消除疲劳的作用。

首推的苦味食物是苦瓜，不管是凉拌、炒还是煲汤，都能达到"去火"的目的。除了苦瓜，孕妈妈还可以吃一些苦菜、芥蓝等。

上火后，除了多吃苦味食物，孕妈妈还可以多吃甘甜爽口的新鲜水果和鲜嫩蔬菜，如甘蓝菜、西蓝花和西瓜、苹果、葡萄等，这些食物富含矿物质，特别是钙、镁、硅的含量较高，有降火的功效。

偏爱甜食容易患糖尿病吗？

偏爱吃甜食的孕妈妈会不会得糖尿病，这要根据孕妈妈所吃的量来定。吃太多的话，当然会比吃甜食少的孕妈妈更容易患上妊娠糖尿病。而且，甜食的热量也比较高，过量摄取，很容易造成肥胖，或导致胎宝宝过于肥大。所以，孕妈妈在怀孕期间不宜大量吃甜食。

但也不能因噎废食。毕竟糖对于孕妈妈的身体和胎宝宝的发育都是非常重要的，偶尔吃吃甜食是没问题的，而且是有利的，只要不是连续吃很多就可以。

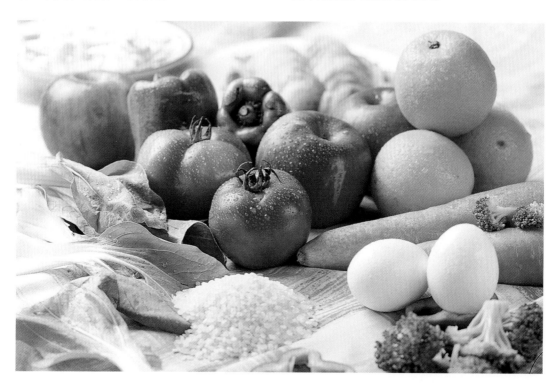

Part 6　孕6月

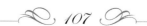

Part 8

孕7月

本月孕妈妈须知

1 如果孕妈妈体重增加较快，可以用玉米、土豆、白薯、山药、南瓜、板栗、莲藕代替米面作为主食。反之，可以多吃一些米、面、核桃、松子、瓜子、肉类等食物。这样粗细搭配调换着吃，可以达到控制热量、脂肪摄入的目的。

2 为了预防下肢水肿，孕妈妈应减少盐的摄入量，日常饮食以清淡为佳，忌吃咸菜、咸蛋等盐分高的食品。水肿明显的孕妈妈要控制每日盐的摄取量，限制在2~4克之内，还可以多吃一些鲤鱼、鲫鱼、黑豆、冬瓜等有利水作用的食品。

3 本月面临妊娠高血压疾病高风险，所以在饮食方面需要格外小心，不宜多吃动物性脂肪，孕妈妈食欲又很好，一定要控制好肉类、油脂的摄入量。

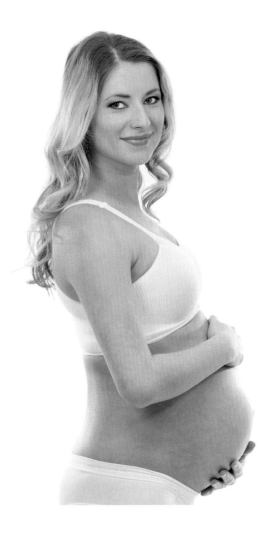

Part 8 孕7月

孕7月营养饮食知识

ξ 补充维生素B$_{12}$

孕期对维生素B$_{12}$的需求量

孕妈妈膳食中维生素B$_{12}$的适宜摄入量为每日2.6微克。

食物来源

维生素B$_{12}$只存在于动物食品中，如牛奶、肉类、动物脏器、鱼、蛋类、干酪等。180克软干奶酪或1/2升牛奶中所含的维生素B$_{12}$就可以满足人体每日所需。只要不偏食，孕妈妈一般不会缺乏维生素B$_{12}$。

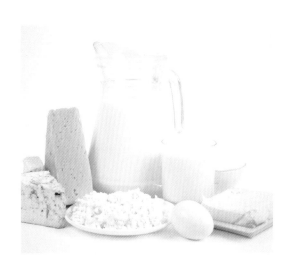

ξ 食物多样化，营养重搭配

现在，胎儿的营养需求达到了最高峰，孕妈妈应该把营养均衡的观念贯彻到最后。

食物多样化

营养的平衡来自于食物的多样化。孕期需要多种营养，这就需要从不同的食物中摄取不同的营养成分。

合理搭配

除了多样化，适当的搭配同样是重要的。其中，碳水化合物是这个月的主打元素，它能为孕妈妈提供身体所需的热量。现在胎儿开始在肝脏和皮下储存糖原及脂肪，此时如果碳水化合物摄入不足，将造成蛋白质缺乏或酮症酸中毒。

要保证碳水化合物的供给，孕妈妈应增加主食的摄入，如大米、面粉等。一般来说，孕妈妈每天平均需要进食400克左右的谷类食品，这对保证热量供给、节省蛋白质有着重要意义。另外，在米、面主食之外，要增加一些粗粮，比如小米、玉米、燕麦片等。

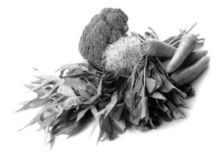

ξ 选择只补营养不增体重的食物

肥胖会给孕妈妈和胎宝宝带来很多的危害，因此，到孕晚期，一些只补营养不增体重的食物更适合孕妈妈食用。

绿叶蔬菜

绿叶蔬菜中含有丰富的维生素和营养物质，比如菠菜中含有丰富的叶酸和锌、甘蓝中含有丰富的钙质。孕妈妈可以随时在汤里或是饺子馅里加入一些新鲜的绿色蔬菜，既好看又能够增加营养。

麦片

麦片不仅可以让孕妈妈保持一上午都精力充沛，而且还能降低体内胆固醇的水平。不要选择那些口味香甜、精加工过的麦片，最好是天然的，没有任何糖类或其他添加成分在里面。孕妈妈可以按照自己的口味和喜好在煮好的麦片粥里加一些果仁、葡萄干或是蜂蜜。

全麦饼干

无论是在早晨起床、上班路上、还是办公室中，只要是孕妈妈有想吃东西欲望的时候，都可以吃上几片，它能够保证孕妈妈一天的血糖平稳和精力充沛。

全麦面包

孕妈妈可以把每天吃的精粉白面包换成全麦面包，这样就可以保证每天20~35克纤维素的摄入量。同时，全麦面包还可以提供丰富的铁和锌。

脱脂牛奶

怀孕的时候，孕妈妈需要从食物中摄取的钙大约比平时多1倍。多数食物的含钙量都很有限，因此孕期适当多喝脱脂牛奶是孕妈妈聪明的选择。

瘦肉

瘦肉中含有丰富的铁质，也极易被人体吸收。铁在人体血液转运氧气和红细胞合成的过程中起着不可替代的作用。孕期孕妈妈的血液总量会增加，以保证能够通过血液供给胎宝宝足够的营养，因此孕期对于铁的需要就会成倍地增加。如果体内储存的铁不足，孕妈妈会感到极易疲劳。

柑橘

尽管柑橘类的水果里90%都是水分，但其中仍然富含维生素C、叶酸和大量的纤维素。能帮助孕妈妈保持体力，防止因缺水造成的疲劳。

香蕉

香蕉可以快速地提供能量，帮助孕妈妈击退随时出现的疲劳。孕妈妈可以把香蕉切成片放进麦片粥里，也可以和牛奶、全麦面包一起做早餐。

 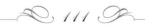

ξ 多吃豆类和豆制品，有利胎宝宝发育

　　孕妈妈多食用豆类及豆制品，可以补充蛋白质、脂类、钙及B族维生素等，有助于胎宝宝的发育，尤其是胎宝宝脑及神经系统的发育。脑及神经系统的发育依赖于大量的多不饱和脂肪酸及磷脂，孕期多吃豆制品可保证胎宝宝健康成长，使宝宝更聪明。

　　在食用豆制品时，注意要吃加热煮熟的食品，以免豆类中固有的有害物质对人体造成不良影响。在食用普通豆制品的同时，某些发酵的豆制品如豆腐乳，也可以食用。发酵的豆制品不但易于消化，有利于提高大豆中钙、铁、镁、锌等的生物利用率，促进吸收，而且能使不利物质降解。

ξ 孕妈妈不要用搪瓷餐具

　　搪瓷器皿表面的瓷是由硅酸钠与金属盐组成的，其中铅含量很多，还含有铋、镉和锑等有毒金属元素。搪瓷器皿经4%的醋酸浸泡，即可渗出一定量的铅、镉等有害元素。经过100℃高温和一定时间煮沸，也可析出一定量的铅和镉。铅可引起人体中枢神经系统的损害，从而导致行为改变，还能引起小细胞性贫血。镉能抑制并破坏体内许多酶系统的活性，并有致癌危险。此外，搪瓷所含的铬、锡、铋、锑等均属有毒重金属。

　　由于胎宝宝正处在发育阶段，孕妈妈若接触铅等有害物质，很容易造成畸胎，甚至死胎。因此，孕妈妈不应使用搪瓷器皿喝热饮料、酸性饮料或进食其他酸性食物，以防各种有毒金属元素对孕妈妈和胎宝宝造成危害。

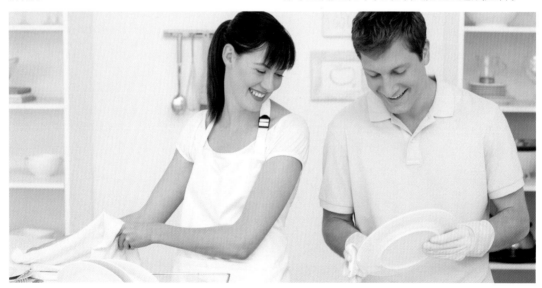

 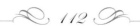

营养招牌菜推荐

ξ 蜜枣核桃卷

原料：蜜枣150克，核桃仁、糯米粉各50克，鸡蛋2个（约120克）。

调料：白糖适量。

做法：

1 蜜枣去核；核桃仁用开水泡过后去衣，再放入油锅炸1分钟后捞出沥干油。

2 将蜜枣摊开，每个蜜枣都包进1小块核桃仁，再卷成橄榄形状。

3 鸡蛋打开取蛋清，蛋清倒入糯米粉搅拌成糯米糊糊，再将蜜枣滚上糯米糊。

4 起锅热油，将蜜枣炸至金黄色捞出，撒上白糖即可。

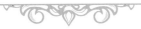
小贴士

蜜枣中含大量蛋白质、碳水化合物、胡萝卜素和维生素C，是胎宝宝理想的保健品；核桃含有较多的优质蛋白质和脂肪酸，能满足胎宝宝脑细胞生长发育的需要。

ξ 菠菜蛋黄粥

原料：鸡蛋1个（约60克），菠菜50克，软米饭250克，高汤适量。

调料：精盐适量。

做法：

1 鸡蛋煮熟后取蛋黄；将菠菜洗净，开水烫后切成小段。

2 将蛋黄、软米饭、菠菜加适量高汤放入锅内先煮烂成粥。

3 加入适量精盐调味即可。

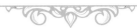
小贴士

菠菜含有大量的植物粗纤维，具有促进肠道蠕动的作用，利于排便，且能促进胰腺分泌；蛋黄中含有丰富的维生素A、维生素D、维生素E与脂肪，溶解后容易被身体吸收利用，其中所含有的卵磷脂能够促进胎儿大脑的发育。

Part 8　孕7月

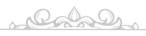

鲜鱼丸

原料：草鱼肉250克，鸡蛋1个（约60克），淀粉适量。

调料：精盐适量。

做法：

1　将鱼肉洗净，去皮、刺，剁成鱼泥；鸡蛋打开取蛋清。

2　将鱼泥、蛋清加适量精盐、水、淀粉搅拌均匀，再捏成大小适中的丸子。

3　锅内烧开适量的水，投入鱼丸煮熟即可。

菜花虾末

原料：菜花300克，虾50克。

调料：酱油、精盐适量。

做法：

1　菜花洗净，掰成小朵，下入凉水锅中，加入1小匙精盐，大火烧开，中火煮熟后捞出，沥干水。

2　将虾煮熟后剥去壳切碎，加上精盐、酱油拌匀后倒在菜花上即可。

❧ 小贴士 ❧

草鱼肉纤维短，易消化，营养丰富，含丰富的氨基酸和优质蛋白质，有利于胎宝宝大脑细胞生长发育的需要。

❧ 小贴士 ❧

菜花富含维生素C、维生素E及胡萝卜素；虾含丰富的蛋白质、不饱和脂肪酸、钙、维生素A、B族维生素，这些都是健脑的重要营养素。

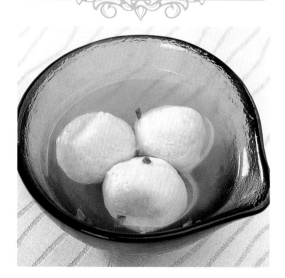

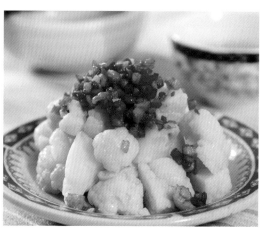

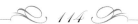

洋葱虾泥

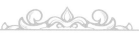

原料： 虾仁30克，洋葱20克，蛋清适量。

调料： 沙茶酱适量。

做法：

1 虾仁挑去泥肠，洗净，沥干水分剁碎，加入蛋清调匀。

2 洋葱洗净后切丁，剁碎拌入虾泥中。

3 将拌好的洋葱虾泥上锅蒸5分钟，取出后用沙茶酱拌匀即可。

❧ 小贴士

洋葱富含锌、大蒜素、含硫化合物等抗氧化物质，具有增强胎儿的免疫力，促进肠胃蠕动的功效；虾肉含有丰富的蛋白质、脂肪和DHA，是胎儿极佳的健脑食品。

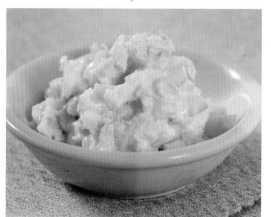

核桃黑芝麻糊

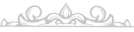

原料： 黑芝麻150克，核桃仁100克。

调料： 红糖适量。

做法：

1 将红糖放入锅中，加入适量的水，用小火将红糖熬至溶化并且熬稠；将核桃仁和黑芝麻炒香。

2 炒香的核桃仁和黑芝麻倒入熬红糖的锅中，搅拌均匀即可关火，倒入涂有熟油的盘中摊平，切成小方块即可食用。

❧ 小贴士

核桃富含不饱和脂肪酸，是中国传统的健脑益智食品；黑芝麻在人体内可以合成卵磷脂，卵磷脂在参与体内代谢过程中，可清除胆固醇，改善脑循环，从而明显地起到健脑作用。

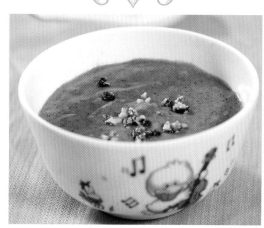

Part 8 孕7月

 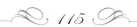

ξ 小米香豆蛋饼

原料：小米、黄豆各150克，四季豆50克，面粉200克，泡打粉1小匙，鸡蛋2个（约120克）。

调料：精盐适量。

做法：

1　小米和黄豆洗净，用清水浸泡一晚上，将黄豆外皮搓掉，切成小碎粒；四季豆择洗干净，放入沸水烫一下，捞出沥水，再切成小薄圈。

2　盆中放入面粉、泡打粉、四季豆碎、黄豆碎和2个鸡蛋，撒上适量的精盐，注入温水搅拌，最后将泡好的小米加入，混合成稀糊状，静置10分钟。

3　平底锅置火上，放油烧热后将面糊倒入，转小火，盖上盖子，煎10分钟左右，再翻个，用同样的方法再煎另一面，待蛋饼变得蓬松、颜色金黄出香后即可关火，切成小块儿，装盘即可。

ξ 核桃枸杞肉丁

原料：猪瘦肉200克，核桃仁100克，枸杞15克，胡椒粉、淀粉、清汤、葱、姜、蒜各适量。

调料：料酒、精盐各适量。

做法：

1　猪瘦肉切成丁，加入淀粉、精盐拌匀；核桃仁用开水浸泡后去皮，沥水；葱、姜、蒜洗净，切成丝；枸杞洗净。

2　锅置火上，倒油烧至四成热，下入核桃仁，炸至浅黄色，捞出沥油；再投入肉丁略炸片刻，捞出沥油。

3　另起锅，放少许油烧至七成热，加入葱、姜、蒜炒香，再放入炸好的肉丁、核桃仁以及枸杞炒匀，淋入用料酒、胡椒粉、精盐、淀粉、清汤兑成的汁勾芡即成。

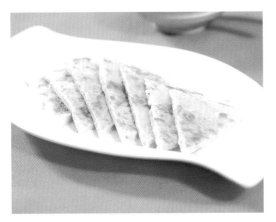

小贴士

　　此菜有很好的益智健脑的作用。核桃仁含有较多的蛋白质及人体营养必需的不饱和脂肪酸，这些成分皆为大脑组织细胞代谢的重要物质，能滋养脑细胞，增强脑功能。

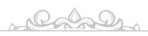

豆豉鳗鱼

原料：鳗鱼400克，香豆豉10克，葱花、姜片各适量。

调料：生抽、精盐各适量。

做法：

1 鳗鱼去鳃和内脏，洗净，加精盐、葱花、姜片腌10分钟。

2 炒锅置火上，倒入适量植物油，烧至五成热，放入鳗鱼煎至金黄色，盛入蒸盘内。

3 加豆豉、生抽和适量水，放入高压锅内，焖至高压喷气，再蒸5分钟即可。

小贴士

鳗鱼除了营养丰富外，还可降低血液中胆固醇的浓度，防治动脉硬化引起的心血管疾病，对食积不消引起的腹泻也有较好的作用。另外，鳗鱼还具有显著的降血糖作用，是妊娠糖尿病孕妈妈的理想膳食。

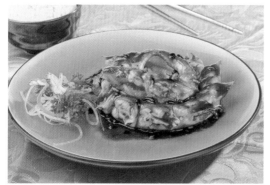

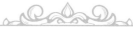

猴头菇菜心

原料：油菜心300克，猴头菇50克，番茄1个，葱花、水淀粉各适量。

调料：精盐适量。

做法：

1 猴头菇洗净，切薄片，入沸水中焯透，捞出；油菜心择洗干净；番茄洗净，去蒂，切月牙瓣。

2 炒锅置火上，倒入适量植物油，烧至七成热，加葱花炒香，放入油菜心和番茄炒熟，倒入猴头蘑翻炒均匀，用精盐调味，水淀粉勾芡即可。

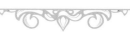

小贴士

猴头菇含不饱和脂肪酸，能降低血胆固醇和甘油三酯含量，调节血脂，利于血液循环，是心血管患者的理想食品；不饱和脂肪酸也是影响胎儿智力的重要因素。

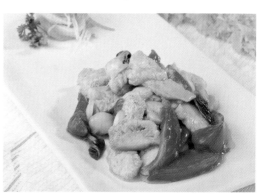

Part 8 孕7月

 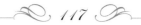

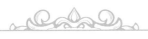

牡蛎煎蛋

原料： 去壳牡蛎50克，鸡蛋1个（约60克），葱花、花椒粉各适量。

调料： 精盐适量。

做法：

1 牡蛎洗净；鸡蛋磕入碗内，打散，放入牡蛎、葱花、化椒粉、精盐，搅拌均匀。

2 锅置火上，倒入适量植物油，烧至六成热，倒入调好的蛋液，慢火煎至两面金黄即可。

西蓝花烩胡萝卜

原料： 西蓝花250克，胡萝卜50克，葱花、蒜末各适量。

调料： 精盐适量。

做法：

1 西蓝花择洗干净，掰成小朵，入沸水中略焯，捞出，沥干水分；胡萝卜洗净，切片。

2 炒锅置火上，倒入适量植物油，烧至七成热，加葱花、蒜末炒香，放入胡萝卜炒熟，再倒入西蓝花翻炒均匀，用精盐调味即可。

> **小贴士**
>
> 牡蛎含有丰富的矿物质，如锌、铬、镁、铁、钾等，是糖尿病患者补充矿物质的理想食物。同时，牡蛎中所含有的这些矿物质还能促进胰岛素分泌，调节血糖水平。

> **小贴士**
>
> 西蓝花中含有丰富的铬元素，铬能有效地调节血糖，有助于治疗糖尿病。

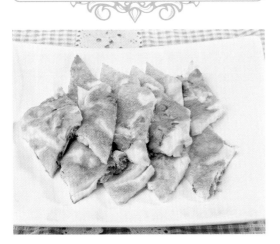

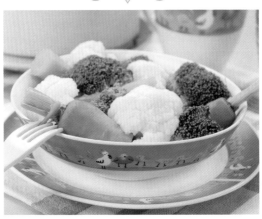

 洋葱炒牛肉

原料：洋葱250克，瘦牛肉50克，葱花、水淀粉各适量。

调料：精盐、料酒各适量。

做法：

1 洋葱去老皮，去蒂，洗净切丝；牛肉洗净切片，加料酒和水淀粉抓匀，腌渍15分钟。

2 炒锅置火上，倒入适量植物油，烧至七成热，加葱花炒香，放入牛肉片滑熟。

3 淋入适量清水，加洋葱丝炒熟，用精盐调味即可。

❧ 小贴士 ❧

洋葱含有降血糖的药物成分——甲苯磺丁脲，经常食用能降低血糖、对妊娠糖尿病孕妈妈有益。洋葱还含有葱蒜辣素，有辛辣味，能催人流泪，食用后经呼吸道、泌尿道、汗腺排泄时，能轻微刺激管道壁的分泌，故有祛痰、利尿、发汗及预防孕妈妈感冒的作用。

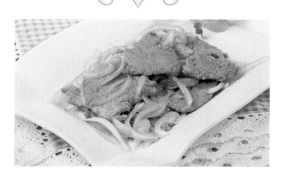

 青鱼炖黄豆

原料：青鱼肉400克，干黄豆30克，葱花、香菜末、蒜片、姜片各适量。

调料：精盐、酱油各适量。

做法：

1 黄豆洗净、用冷水浸泡一晚，鱼肉洗净。

2 起锅热油，放鱼肉两面煎熟，放酱油、葱花、蒜片、姜片炒香。

3 加黄豆和适量的水，煮至黄豆熟透后加精盐调味，再撒上香菜末即可。

❧ 小贴士 ❧

青鱼中除含有丰富蛋白质、脂肪外，还含丰富的硒、碘等微量元素；黄豆中所含的卵磷脂是大脑细胞组成的重要部分，孕妈妈常吃黄豆对改善胎儿大脑有重要的效能。

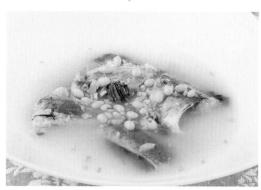

Part 8 孕7月

疑难解答

ξ 孕妈妈可以吃夜宵吗？

依照人体生理变化，夜晚是身体休息的时间，吃下夜宵之后，容易增加胃肠道的负担，让胃肠道在夜间无法得到充分的休息。有些孕妈妈到了怀孕末期，容易出现睡眠的问题，如果再吃夜宵，也可能会影响到孕妈妈的睡眠质量，因此建议孕妈妈尽量不要吃夜宵。

如果孕妈妈因为肚子饿想吃夜宵，最好在睡前2~3小时吃完，且避免高油脂、高热量的食物。

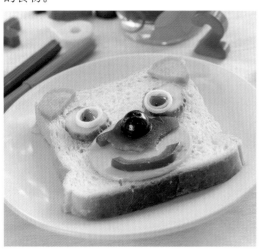

ξ 喝骨头汤可以补钙吗？

为了补钙，有的孕妈妈便按照老人的指点猛喝骨头汤。其实，喝骨头汤补钙的效果并不理想。骨头中的钙不容易溶解在汤中，也不容易被人体的肠胃吸收，而喝了过多骨头汤，反而可能因为油腻，引起不适。

ξ 多吃菜，少吃饭是否营养更全面？

许多人认为菜比饭更有营养，孕妈妈应该把肚子留下来多吃菜。这种观点是极其错误的，米饭、面等主食，是能量的主要来源，一个孕中、晚期的孕妈妈一天应摄入400~500克的米面及其制品。

ξ 孕期吃红糖好还是白糖好？

中医认为红糖性温、味甘，是有益气补血、行血活血、缓中止痛、健脾暖胃、化食散热的功效，这些作用对孕妈妈和胎宝宝都有益处，所以孕期吃红糖比吃白糖更有益。但不管是红糖还是白糖都不可过量食用。

 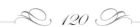

ξ 少吃盐可以缓解身体水肿吗？

孕妈妈在怀孕6个月之后，一般都会出现腿部肿胀的现象，有的肿胀部位不只局限于小腿部，大腿也会肿胀，甚至还引起身体其他部位的肿胀。这是孕妈妈在怀孕后期出现的正常现象，但酸胀也会给孕妈妈带来一定的不适。

如果食盐过多，会加重水钠潴留，更容易加重水肿，因此口味重的孕妈妈发生水肿的程度相比其他孕妈妈要高得多，口味重的孕妈妈这个时候应该注意了，平时要多吃清淡的食物，保持低盐饮食。

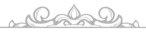

✖ 小贴士

市面上的含咖啡因饮料约可分为两大类，一类是饮料中原本就存在天然咖啡因，如咖啡、可可、茶、可乐；另一类是额外在饮料中加入咖啡因，如某些汽水、果汁。在这两类含咖啡因饮料中，后者往往会被忽略。

ξ 孕妈妈可以喝可乐吗？

怀孕后的孕妈妈最好少喝可乐，因为可乐饮料是一种含可乐豆萃取物的充气饮料，可乐豆萃取物中含有咖啡因，咖啡因能迅速通过胎盘作用于胎宝宝，所以如果孕妈妈大量饮用可乐，就会使胎宝宝直接受到咖啡因的不良影响，甚至造成先天性疾病。

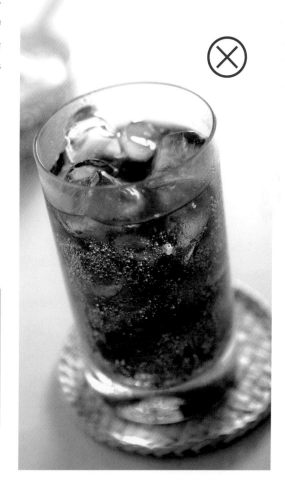

Part 9

孕8月

本月孕妈妈须知

1 本月，由于子宫不断增大，慢慢顶住胃部，因此，孕妈妈吃一点就有了饱胀感，可以少吃多餐，每天吃7~8次都可以。

2 夜间被饿醒的时候，可以喝点粥，吃2片饼干、喝1杯奶，或者吃2块豆腐干、2片牛肉，漱漱口，再接着睡。

3 孕晚期很容易发生便秘，应该注意摄取足够量的膳食纤维，以促进肠道蠕动，可以选择全麦面包、芹菜、胡萝卜、白薯、土豆、豆芽、菜花等食物，各种新鲜蔬菜水果中都含有丰富的膳食纤维。

4 本月胎宝宝开始在肝脏和皮下储存糖原及脂肪，此时如碳水化合物摄入不足，将造成蛋白质缺乏或酮症酸中毒，所以应保证热量的供给，增加主食的摄入，孕妈妈每天平均需要进食400克左右的谷类食品，另外在米、面主食之外，要增加一些粗粮，比如小米、玉米、燕麦片等。

5 海米、海带、紫菜、海蜇等海产品含有丰富的微量元素，而且食用安全，还不会使孕妈妈增重过快，不妨多吃一些。

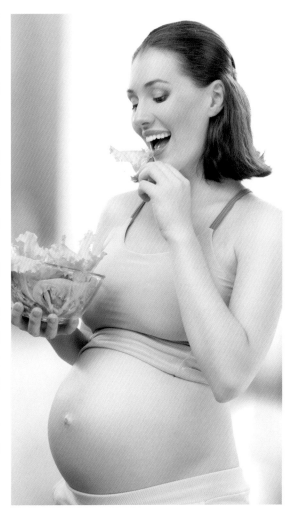

Part 9 孕8月

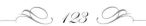

孕8月营养饮食知识

ξ 孕晚期的饮食原则

从第8个月开始，胎宝宝的身体长得会特别快，通常胎宝宝的体重主要是在这个时期增加的，所以这段时间的饮食特别重要。

以量少、丰富、多样为主

一般采取少吃多餐的方式进餐，要适当控制高蛋白、高脂肪食物，如果此时不加限制，会给分娩带来一定困难。

限制脂肪性食物

这些食物里含胆固醇量较高，会使血压升高。

调味宜清淡

少吃过咸的食物，每天饮食中的盐量应控制在6克以下，不宜大量饮水。

选体积小、营养价值高的食物

如动物性食品，避免吃体积大、营养价值低的食物，如土豆、红薯，以减轻胃部的胀满感。

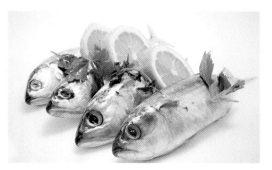

ξ 常吃含锌食物有助于自然分娩

在正常情况下，孕妈妈在孕期对锌的需要量比一般人多，这是因为除了自身需要锌外，还得供给发育中的胎宝宝需要，如不注意补充，就极容易缺乏。

对多数孕妈妈来说，通过饮食途径补锌即可。孕妈妈要多进食一些含锌丰富的食物。如豆类食品中的黄豆、绿豆、蚕豆等；肉类中的猪肾、猪肝、瘦肉等；海产品中的紫菜、鱼、牡蛎、蛤蜊等；硬壳果类的核桃、花生、栗子等，均可选择入食。特别是牡蛎，含锌量极其丰富，每百克含锌为100毫克，居诸品之冠，堪称锌元素宝库。

小贴士

平常吃饭时，孕妈妈应该将过于精细的米、面和粗粮交替食用，因为当小麦磨去了麦芽和麦麸，成为精面粉时，锌已大量损失，只剩下1/5了。

ξ 通过饮食缓解胃灼热

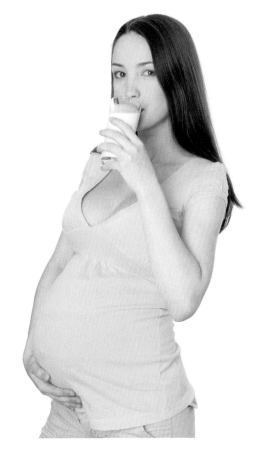

到怀孕晚期，随着内分泌发生变化以及胎宝宝的不断长大，孕妈妈腹部的空间会越来越小，胃部受到挤压会导致胃酸被"推"回食道，形成胃部反酸，造成烧灼的感觉，这就是胃灼热。

孕妈妈通过合理的饮食调理，可以适当缓解胃灼热的症状。

1 白天应尽量少食多餐，使胃部不要过度膨胀，以减少胃酸逆流。睡前2小时不要进食，饭后0.5~1小时内避免卧床。

2 临睡前喝一杯热牛奶，也会有较好的效果。

3 放慢吃饭的速度，细嚼慢咽。不要在吃饭时，大量喝水或饮料，以免胃胀。

4 多吃富含β-胡萝卜素的蔬菜，以及富含维生素C的水果。

5 在发生胃灼热期间，避免食用容易引起胃肠不适的饮料和食物，如碳酸饮料、咖啡因饮料、巧克力、酸性食物、肉类熟食、薄荷类食品，以及味重、辛辣、油炸或脂肪含量高的食品。

Part 9 孕8月

❧ 小贴士 ❧

孕晚期的胃灼热在分娩后会自行消失，没有征得医生同意前千万不要服用治疗消化不良的药物，另外，吃完饭后慢慢地做直立的姿势也可对胃灼热有所缓解。

ξ 补充膳食纤维

怀孕后，由于增大的子宫压迫肠胃，及内分泌变化引起的胃酸减少，孕妈妈的胃肠蠕动变慢，很容易受到便秘的困扰。如果能摄入一定量的膳食纤维，对孕妈妈顺利排便，减轻便秘和腹胀的痛苦有很大帮助。

孕妈妈对膳食纤维的需求量

膳食纤维的摄入量应该根据食物的总摄入量来确定。一般来说，如果孕妈妈一天所吃的食物能量为1800千卡，就需要摄入25克膳食纤维；如果一天所吃的食物能量为2400千卡，就需要摄入30克膳食纤维；如果一天所吃的食物能量为2800千卡，就需要摄入35克膳食纤维。

富含膳食纤维的食物

糙米、胚芽精米、玉米、小米、大麦、小麦皮（米糠）和麦粉（黑面包的材料）等杂粮，牛蒡、胡萝卜、四季豆、红豆、豌豆、薯类、裙带菜等蔬菜中的食物纤维含量都比较高。其他新鲜蔬菜、水果、菌藻类食物中的膳食纤维含量也比较丰富，孕妈妈可以根据自己的需要进行选择。

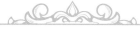

小贴士

膳食纤维并不是摄入得越多越好。如果摄入过多会增加肠蠕动和产气量，引起腹部不适，并影响蛋白质的消化和钙、铁的吸收，所以一定要注意适度。

ξ 吃粗粮后最好隔40分钟再补充钙、铁制剂

孕晚期吃粗粮可以少受便秘困扰，减少因便秘导致的早产，还能让胎宝宝获得全面的营养，燕麦片是常用来补充粗纤维的食品。

不过，因为粗粮里含有比较丰富的纤维素，摄入过多纤维素，可能影响孕妈妈对钙、铁等微量元素的吸收。

因此，孕妈妈适量补充粗粮时，要注意不能和奶制品、富含铁或钙的食物或药物一起吃，最好间隔40分钟左右。

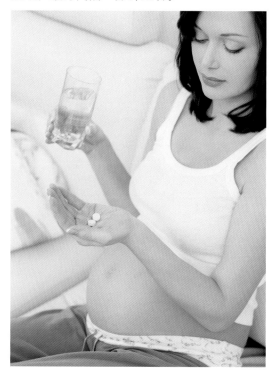

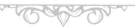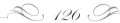

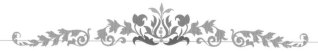

营养招牌菜推荐

ξ 蒸蛋黄

原料：鸡蛋2个（约120克）。

调料：精盐适量。

做法：

1 鸡蛋打开取蛋黄。

2 蛋黄加适量水、精盐搅拌均匀后放入蒸锅，蒸5分钟即可。

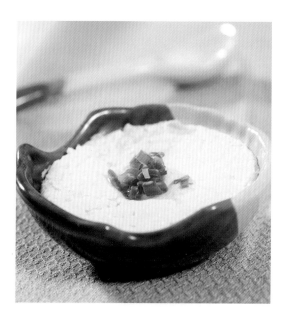

ξ 鲑鱼面

原料：鲑鱼肉100克，面条50克，高汤500毫升。

调料：精盐、香油各适量。

做法：

1 鲑鱼肉洗净，用开水汆烫至熟，取出后用筷子剥成小片，将鱼刺去除。

2 高汤倒入锅中，加鲑鱼肉烧开后加适量精盐调味。

3 面条煮熟，加入鲑鱼汤中，淋适量香油即可。

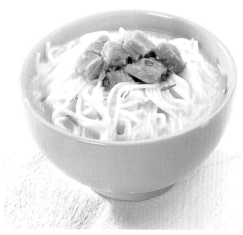

ξ 蚕豆炒虾仁

原料：虾仁150克，蚕豆100克，水淀粉适量。

调料：精盐适量。

做法：

1 蚕豆用精盐水煮至半熟后，放入冷水中浸半分钟，捞起沥干水分；虾仁中加少许精盐拌匀。锅中倒油，下入虾仁炒几下盛出。

2 净锅倒油，烘至五成热，下蚕豆翻炒5分钟，放入精盐、少量水，最后放入虾仁拌炒，加水淀粉勾芡后起锅即成。

ξ 苹果沙拉

原料：苹果100克，葡萄干20克，橙子50克，奶油芝士适量。

调料：蜂蜜适量。

做法：

1 将苹果洗净削皮、挖核，切成厚片；橙子去皮切成小丁；葡萄干洗净。

2 用奶油芝士和蜂蜜将苹果、橙子、葡萄干拌匀即可。

ξ 红烧鲅鱼

原料：鲅鱼300克，蒜薹50克，干辣椒、葱花、姜片、豆豉酱各适量。

调料：白糖、精盐各适量。

做法：

1 将鲅鱼清理干净，切成薄片。

2 锅中加适量油，加葱花、姜片、干辣椒、豆豉酱、白糖煸炒出香味，加水、精盐，水滚后倒入鲅鱼，用中火炖至把汤收干，加入蒜薹翻炒几下，即可出锅。

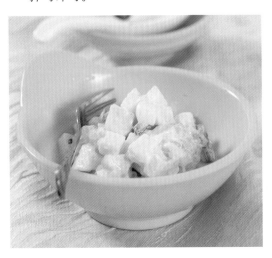

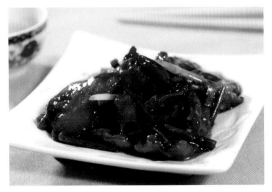

 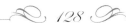

ε 奶香玉米汁

原料： 新鲜玉米400克，牛奶250毫升。

调料： 无。

做法：

1 将玉米剥皮洗净，用水果刀把玉米粒剜下来。

2 将玉米粒放进搅拌机，加水，打成玉米汁。

3 将玉米汁倒进汤锅里，先用大火煮开，再加入牛奶，用小火煮5分钟左右即可。

ε 松仁玉米

原料： 甜玉米粒200克，松仁100克，青椒、红椒各25克，葱末适量。

调料： 精盐、白糖、香油各适量。

做法：

1 将玉米洗净煮5分钟后捞出沥水；青红椒洗净切成碎丁。

2 起锅热油，放入松仁炸至淡黄色。

3 锅底留油，放葱末炝锅，下青红椒丁、玉米粒煸炒至熟。

4 调入精盐、适量白糖，出锅后淋上香油，撒上松仁即可。

小贴士

松仁中所含大量矿物质如钙、铁、钾等，能给机体组织提供丰富的营养成分；玉米味甘，有补中健胃、除湿利尿功效。

ε 香蕉乳酪糊

原料： 香蕉50克，鸡蛋1个（约60克），胡萝卜20克，乳酪、牛奶各适量。

调料： 无。

做法：

1 鸡蛋煮熟，取出蛋黄，压成泥状；香蕉去皮，切成小块，用汤匙捣成泥；胡萝卜洗净去皮，放到锅里煮熟，磨成泥。

2 将蛋黄泥、香蕉泥、胡萝卜泥和乳酪混合，加入牛奶，调成稀糊，放到锅里，煮开即可。

小贴士

香蕉中含有泛酸成分，泛酸是人体的"开心激素"，可有效地减轻心理压力，解除孕妈妈失眠的症状。

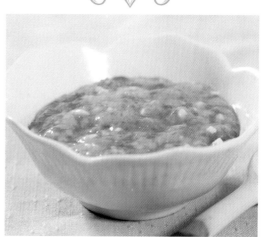

Part 9　孕8月

ξ 鲤鱼陈皮煲

原料：鲤鱼500克，红小豆120克，陈皮6克，姜片适量。

调料：精盐适量。

做法：

1 将鲤鱼刮鳞，去内脏，洗净。

2 红小豆淘净；陈皮洗净。

3 以上三味加水适量，加入精盐、姜片，煲烂即可。

❈ 小贴士

陈皮对胃肠道有温和刺激作用，可促进消化液的分泌，消除肠管内积气、水肿、腹胀等功效；鲤鱼的蛋白质不但含量高，而且能供给人体必需的氨基酸、矿物质、维生素A、维生素D、不饱和脂肪酸，能给胎宝宝提供能量，促进胎宝宝大脑发育。

ξ 麻酱冬瓜脯

原料：冬瓜400克，韭菜50克，芝麻酱、葱适量。

调料：精盐、香油、花椒油适量。

做法：

1 冬瓜去皮、瓤，切成大片；芝麻酱用油、水调好；韭菜切成末；葱切丝。

2 炒锅上火，放入开水，下入冬瓜片，煮至熟软时下入芝麻酱、精盐，继续煮至汤稠浓时出锅，倒入汤碗中，撒上韭菜末、葱丝。

3 净锅上火，放入花椒油、香油，烧热后浇于碗内即可。

❈ 小贴士

冬瓜中钠盐和钾盐的含量都比较低，具有利水消肿、清热解毒的独特功效。

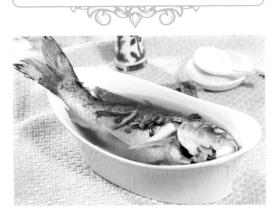

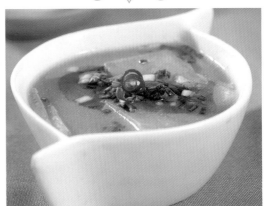

疑难解答

∮ 夏日孕妈妈可以吃冰西瓜吗?

西瓜中含有胡萝卜素、维生素B₁、维生素C、糖、铁等大量营养素,可以补充孕妈妈体内的这种损耗,满足胎宝宝的需要。同时,西瓜还可以利尿去肿、降低血压,这对于保护孕妈妈的身体也是有益的。另外,从西瓜中还可以提供少量的铁,对纠正贫血也有助益。

但是,为避免引起肠胃疾病,孕妈妈最好不要吃在冰箱内冷藏的西瓜。如果是温度过低的"冰西瓜",孕妈妈吃后可能会引发宫缩,严重的可能引起早产,甚至危及胎宝宝的生命。

∮ 想吃冰镇食物怎么办?

孕妈妈可以偶尔吃一些冰镇的食物,不过千万不要吃得太多。

在怀孕期间孕妈妈胃肠对冷热的刺激极其敏感,常吃冷饮能使胃肠血管突然收缩,胃液分泌减少,消化功能下降,从而引起食欲缺乏、消化不良、腹泻,甚至引起胃部痉挛,出现腹痛现象。

孕妈妈若大量贪食冷饮,充血的血管突然收缩,血流减少,可以导致局部抵抗力下降,令潜伏在咽喉、气管、鼻腔、口腔里的细菌与病毒乘虚而入,引起嗓子痛哑、咳嗽、头痛等,严重时还能引起上呼吸道感染或者导致扁桃体炎等。

∮ 孕妈妈需要吃鱼肝油吗?

鱼肝油有滋补作用,但不宜长期服用。

鱼肝油中所含的维生素D,虽然可促进钙和磷的吸收,但积蓄过多则会引起胎宝宝主动脉硬化,影响其智力发育。而且长期大量食用鱼肝油,会引起食欲减退、皮肤发痒、毛发脱落、感觉过敏、眼球突出,血中凝血酶原不足及维生素C代谢障碍等。

为补充钙质,孕妈妈可以多吃些肉类、蛋品、骨头等富含矿物质的食物。此外,孕妈妈还应常到户外活功,接触阳光,这样在紫外线的照射下,可以促进维生素D合成,不必长期服用鱼肝油,也可保证胎宝宝正常发育。

 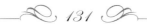

Part 10

孕9月

本月孕妈妈须知

1 进入到孕9月后，胎宝宝逐渐下降进入盆腔，孕妈妈的胃部会感觉舒服一些，所以食量会有所增加，但腹部会更加膨大，消化功能也继续减退，孕妈妈应继续保持以前的良好饮食方式和饮食习惯。少吃多餐，注意饮食卫生，减少因吃太多，或是饮食不洁造成的胃肠道感染等给分娩带来不利影响。

2 吃一些淡水鱼，保证优质蛋白质的供给，有促进乳汁分泌的作用，可以为宝宝准备好营养充足的初乳。

3 此期孕妈妈可以吃一些有补益作用的膳食，更好地蓄积能量，迎接宝宝的到来。

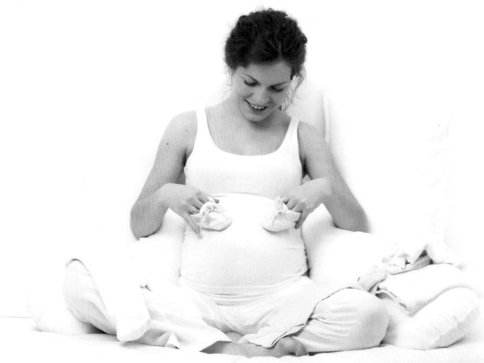

Part 10　孕9月

孕9月营养饮食知识

ξ 补充不饱和脂肪酸

孕妈妈对不饱和脂肪酸的需求标准

我国膳食营养素参考摄入量建议，孕妈妈每天的脂肪摄入量以占总能量的20%~30%为宜，其中不饱和脂肪酸占总能量的20%。

富含不饱和脂肪酸的食物

豆油、玉米油、花生油、芝麻油和橄榄油等植物油，深海鱼、干果、禽类等食物中的不饱和脂肪酸含量丰富，孕妈妈要经常吃。

ξ 午餐和晚餐之间是最佳零食时间

孕晚期吃零食选对时间很关键。午餐和晚餐之间是吃零食的最佳时刻，因为这样既补充了营养，又没有耽误正常的午餐、晚餐。

一日三餐不如少食多餐，吃零食每次只吃少量，一天中分多次吃，既能及时补充体能，又不会导致体重过快增长。

此外，睡前的半小时内不应该再吃零食，以免增加肠胃负担。

ξ 孕晚期牛奶和酸奶交替喝更营养

牛奶是孕妈妈最重要的营养物质之一。

喝牛奶会过敏的孕妈妈如出现腹胀、腹泻的症状，可以改喝酸奶。酸奶是在鲜牛奶中加入乳酸杆菌发酵而成的，其中的矿物质钙、铁、锌等更容易被吸收，对于乳糖不耐受的妈妈来说，酸奶是一个不错的选择。

由于孕晚期每日需要的钙摄入量有所提高，所以孕妈妈在选择奶制品时，最好牛奶和酸奶交替喝。

ξ 适合孕妈妈春季吃的养胎食物

春季饮食以养肝为要，滋补以清平为主，适当多吃些温补阳气的食物，少酸增甘，忌吃油腻、生冷、黏硬食物，以免伤及肝脾。

春季肝气旺，会影响到脾，容易出现脾胃虚弱病症。多吃些甜食，能加强脾的功能，如果摄入过多的酸味食物，会使肝功能偏亢。

 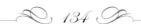

孕晚期孕妈妈一天的零食搭配：

时间	推荐饮食	贴心提醒
8:30—15:30	麦片、奶茶	在选择饮品时，可考虑麦片、奶茶。但这类饮品中往往含有对心血管有害的反式脂肪酸，所以每天食用1包即可。在选择麦片方面，要选择低糖的，并且在冲泡时适量加入一些牛奶，保证营养的同时还改善了味道
9:30—10:30	苏打饼干	饼干是被选择最多的零食，但饼干分为酥性饼干、苏打饼干，而因为苏打饼干含有的油脂相对少一些，所以食用起来更健康
12:30—13:00	新鲜蔬果汁	餐后半小时再喝解暑饮品，否则会引起胃酸
14:00—14:30	新鲜水果	它是不可缺少的健康零食，因其含有丰富的维生素C、矿物质和膳食纤维，既能补充营养还可提高身体的免疫力。同时，还可增进食欲，有助消化，解决便秘等问题
15:00—16:00	蔬果干或坚果	菠萝干、葡萄干等果干不但低热量，而且对身体健康非常有益。不过现在的果干也分油炸型和脱水型，所以购买时一定要仔细辨认，只选脱水型的蔬果干。而坚果，因为其含有微量元素及矿物质，是健康零食，同时有研究表示，坚果中含有的不饱和脂肪酸和低胆固醇，可大大降低患心脏病的概率

春季以一般性平补饮食为主，如鸡肉、鸡蛋、猪瘦肉、大枣等，多摄取清爽的春季绿色时蔬，不仅可改善慵懒的体质，还可充沛体力。

另外，孕妈妈还要注意摄取足够的维生素和矿物质，从而提高人体免疫功能，增强抗病能力。

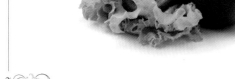

适合孕妈妈夏季吃的养胎食物

夏天酷热多雨，人们的食欲降低，消化力也减弱，因此，适当吃一些天然酸味食物，如番茄、柠檬、草莓、乌梅、葡萄等，也有助于敛汗止泻祛湿，预防因流汗过多而耗气伤阴，并能生津解渴，健胃消食。

此外，山药、藕、仔排放在一起煲汤也不错。山药健脾胃，藕补血，仔排骨头里含钙。海带也是很好的食物，可以排毒、通便。

ξ 适合孕妈妈秋季吃的养胎食物

秋天气温凉爽、干燥，人们的食欲逐渐提高，在饮食的调理上，宜贯彻"少辛多酸"的原则。

所谓少辛，是指少吃一些辛味的食物，如辣椒、生葱等。宜食用芝麻、糯米、蜂蜜、荸荠、葡萄、萝卜、梨、柿子、莲子、百合、甘蔗、菠萝、香蕉、银耳、乳品等食物，也可食用人参、沙参、麦冬、川贝、胖大海、冬虫夏草等益气滋阴、润肺化痰的保健中药制作的药膳。

此外，秋季宜多食温食，少食寒凉之物，以颐养胃气。如过食寒凉之品或生冷、不洁瓜果，会导致温热内蕴，毒滞体内，引起腹泻、痢疾等疾病。

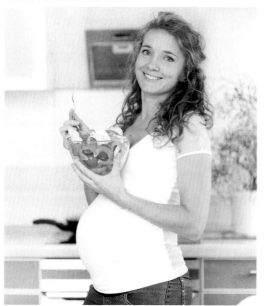

ξ 适合孕妈妈冬季吃的养胎食物

冬季是人们进补的大好季节，孕妈妈当然也不例外，但应以清淡、新鲜、全面、均衡、卫生为原则；孕中晚期应注意多食用禽肉类、动物排骨、内脏、牛奶、豆制品、鸡蛋和多种蔬菜水果等，以达到补钙、补铁、补充营养的目的。

注意荤素搭配，不要过多摄入高脂肪、高糖、高蛋白的食物。

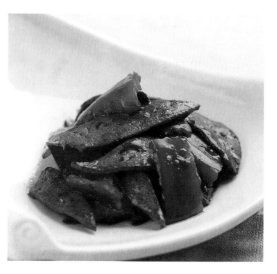

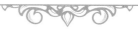
小贴士

冬季特别怕冷的孕妈妈可以多补充些根块和根茎类蔬菜，如胡萝卜、藕、莴笋、薯类等，因为这类蔬菜矿物质含量都较高。

 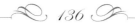

Part 10 孕9月

营养招牌菜推荐

猪肝木耳粥

原料： 大米100克，小米、猪肝各50克，黑木耳10克，红枣10克，姜丝适量。

调料： 精盐适量。

做法：

1 将黑木耳用冷水泡发，去杂质，洗净，切碎；红枣去核洗净。

2 猪肝用温开水浸泡10分钟，漂去血水，剔除筋膜，切碎。

3 将大米、小米淘洗净，放入锅中，加水适量，以大火煮沸后，改小火煨30分钟。

4 将碎木耳、碎猪肝、红枣、精盐、姜丝倒入，搅拌均匀，继续煨煮30分钟即成。

萝卜番茄蛋汤

原料： 胡萝卜、番茄各40克，鸡蛋2个（约120克），高汤适量。

调料： 精盐适量。

做法：

1 胡萝卜洗净切薄片；番茄洗净焯水后去皮切块；鸡蛋打散。

2 锅中加高汤煮沸，放入胡萝卜和番茄煮熟。

3 再倒入鸡蛋液，待鸡蛋煮熟加精盐调味即可。

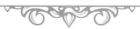
小贴士

猪肝含的微量元素铁能防治孕妈妈缺铁引起的贫血症状，猪肝还含有维生素K等营养，能防治新生儿在出生时或满月前后出现颅内出血的症状。

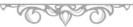
小贴士

这道菜口味咸鲜，营养丰富，能够为孕妈妈补充丰富的蛋白质、维生素C和B族维生素。B族维生素有缓解孕妈妈的倦怠、体乏，还有帮助孕妈妈顺利分娩等功效。萝卜中的芥子油和膳食纤维可促进胃肠蠕动，有助于体内废物的排出。

Part 10 孕9月

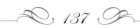

炒素三丁

原料：黄瓜50克，胡萝卜30克，水发香菇100克，姜适量。

调料：精盐、料酒各适量。

做法：

1 黄瓜、香菇、胡萝卜均洗净切成丁；姜切米粒状。

2 锅放火上，放入油烧热，加入姜，放入胡萝卜、香菇丁，煸炒出香味。

3 加入精盐、料酒，把胡萝卜丁、香菇丁煸炒熟，下入黄瓜丁翻炒几下即可。

冬瓜红豆粥

原料：冬瓜300克，粳米、红豆各50克。

调料：香油适量。

做法：

1 冬瓜洗净切块；红豆浸泡4小时；粳米淘洗干净。

2 将冬瓜块、红豆、粳米放入锅内，加适量的水煮成粥，加香油调味即可。

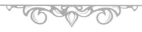

小贴士

黄瓜含有的维生素 B₁，有利于防治孕妈妈呕吐、倦怠、体乏的功效，黄瓜还有清热、解渴、利水、消肿的功效；香菇多糖能提高辅助性 T 细胞的活力，可以增强孕妈妈免疫功能；胡萝卜能提供丰富的维生素 A，可促进胎宝宝正常生长发育。

青红辣白菜丝

原料：白菜400克，水泡红辣椒、青辣椒各30克，姜丝适量。

调料：白醋、白糖、精盐各适量。

做法：

1 白菜剥开洗净，放入滚水汆烫，沥干后切成细丝；红辣椒、青辣椒均洗净切丝。

2 起锅热油，下白菜丝、青红椒丝煸炒片刻，加白醋、白糖、精盐调味即可。

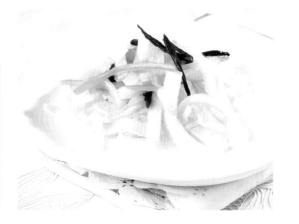

小贴士

这道美食特别适合孕晚期水肿严重的孕妈妈食用。红豆有清热解毒、健脾益胃、利尿消肿的功效；冬瓜中钠盐和钾盐的含量都比较低，具有利水消肿、清热解毒的独特功效。

 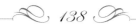

ξ 花生炖牛筋

原料：花生米100克，牛蹄筋（发好的）100克，大枣10克，当归5克。

调料：香油、精盐各适量。

做法：

1 将牛蹄筋用清水反复清洗，切成小段备用；花生米、大枣洗净备用。

2 砂锅中加适量清水，放入牛蹄筋、花生米、大枣、当归，用大火煮沸后，改用小火炖至蹄筋熟烂，滴入香油，加入精盐调味即可。

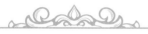

小贴士

花生是一种高营养的食品，里面含有25%~36%蛋白质，脂肪含量可达40%，有利于为孕妈妈产前提供能量。

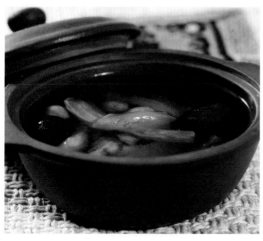

ξ 枸杞猪肝汤

原料：猪肝100克，枸杞50克，葱段、姜片、胡椒粉各适量。

调料：料酒、精盐各适量。

做法：

1 将猪肝洗净，切条；将枸杞洗净。

2 锅置火上，倒油烧热，放入猪肝煸炒，烹入料酒，放入葱段、姜片、精盐继续煸炒，注入适量清水，放入枸杞共煮至猪肝熟透，用精盐、胡椒粉调味，盛入汤碗即成。

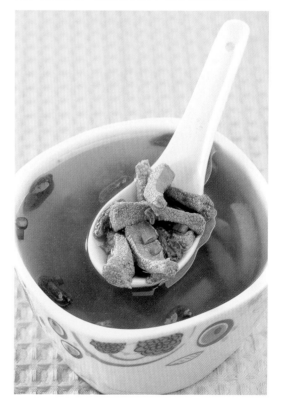

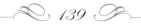

ε 素三丝

原料：五香豆腐干200克，冬菇100克，冬笋100克，淀粉适量。

调料：酱油、香油各适量。

做法：

1 五香豆腐干、冬菇洗净，切丝；冬笋去皮，洗净切丝。

2 炒锅上火烧热，加入植物油，放入三丝炒匀，加酱油调味，淋入少许清水，烧沸略煮，用淀粉勾芡，出锅装盘，淋入香油即成。

ε 拌双笋

原料：竹笋300克，莴笋200克，姜末适量。

调料：香油、料酒、精盐、白糖各适量。

做法：

1 将莴笋去皮洗净，竹笋去壳洗净，均切成片，入沸水中焯一下，捞出沥水。

2 将竹笋片、莴笋片放入大碗中，加精盐、姜末、料酒、白糖调匀，淋入香油即可。

❈ 小贴士 ❈

冬菇含有丰富的蛋白质和多种人体必需的微量元素，能防治孕妈妈失眠；冬笋含丰富的纤维素，能促进肠道蠕动，既有助于消化，又能预防便秘。

❈ 小贴士 ❈

竹笋、莴笋具有低脂肪、低糖、多纤维的特点，能促进肠蠕动，通利消化道，帮助大便排泄，可用于治疗各种便秘。

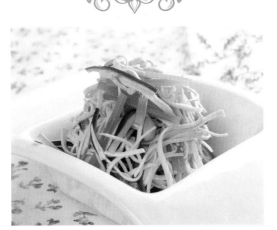

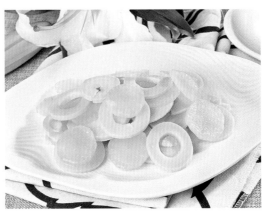

 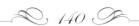

疑难解答

ξ 孕妈妈胃口变差怎么办?

如果孕妈妈饭量变少,胃口变得不好了,并不一定表示胃肠道出了毛病,也可能因为到了孕晚期,孕妈妈子宫膨大,压迫了胃,使胃的容量变小,稍微吃一点就感觉饱了。此时可以改成少食多餐的饮食方式,最好一天吃6顿,分为3大餐3小餐,以减少肠胃的负担。

当胎宝宝下降到骨盆中时,孕妈妈就会感觉舒服一些,食欲也会恢复正常。但要注意不要饮食过度,孕妈妈每周体重的增加不能超过0.5千克。

ξ 孕妈妈夏天可以喝绿豆汤吗?

绿豆汤解暑,但孕妈妈要少喝,特别是对于那些性冷脾弱的人来说不适合常喝。

如果孕妈妈想在夏天喝绿豆汤解暑,可在煮绿豆的时候,加些红豆、大枣一起煮,以补气养血。

ξ 孕妈妈可以常吃奶油蛋糕吗?

孕妈妈在孕期偶尔吃1~2次奶油蛋糕问题不大,但若常吃的话不利于健康。

蛋糕用的基本上都是植物奶油,而这些植物奶油是一种人造奶油,即反式脂肪酸。反式脂肪酸比饱和脂肪酸还要有害,偶尔吃一次问题不大,常吃会影响胎宝宝的生长发育,并对中枢神经系统的发育造成不良影响。

此外,为了增加蛋糕外观的吸引力,让色泽更漂亮、口感更细腻,蛋糕中常会存在色素超标、乳化剂超标的现象,这些添加剂的过量使用对健康都是有害的。

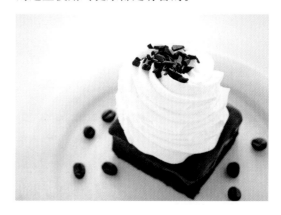

Part 11

孕10月

本月孕妈妈须知

1 这个阶段，孕妈妈应该吃一些富含蛋白质、糖类等能量较高的食品，为临产积聚能量。注意食物要易于消化，好吸收。

2 为了缓解水肿、下肢肿胀的情形，孕妈妈宜吃低盐食物及米粥、红豆汤、绿豆汤，来改善症状。

3 摄入食物的质量要好，并且数量也要相应地增加，特别是含蛋白质、铁、钙、维生素A、维生素B_2多的食品，如鸡蛋、牛奶、酸奶等。

4 临产前要多补充些热量，以保证有足够的力量促使子宫口尽快开大，顺利分娩。巧克力营养丰富，含有大量的能量，能在很短时间内产生出大量的热能，供人体消耗，建议孕妈妈在临产前吃1~2块巧克力或坚果类食物。

5 为了预防贫血，应多摄入含铁高的食物，如动物肝脏、肉类、鱼类、某些蔬菜（油菜、菠菜等）、大豆及其制品等。

6 除非医生建议，产前孕妈妈最好不要再补充各类维生素制剂，以免引起代谢紊乱。

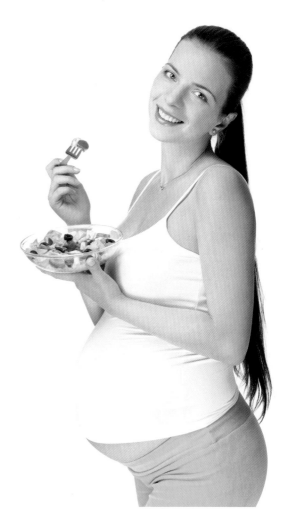

Part 11 孕10月

孕10月营养饮食知识

ξ 补充维生素B₁

孕妈妈对维生素B₁的需求量

维生素B₁的需要量与机体热能总摄入量成正比，孕期需求热量增加500千卡，因此，维生素B₁的供给量也相应增加为每日1.5毫克，可耐受最高摄入量每日为50毫克。

食物来源

在日常膳食中，只要注意选择食物，不偏食，注意主食中粗细搭配，从一天的食物中完全可以获得充足的维生素B₁。维生素B₁主要存在于谷物、坚果和豆类以及瘦肉、动物内脏中。

食物类别	推荐食材
谷物（维生素B₁的主要来源）	小米、玉米面、糙米等
豆类	黄豆、青豆
坚果	花生仁、葵花子
肉类	肥瘦猪肉、牛肝、猪心

ξ 适当食用高蛋白质食品，增加产后泌乳量

一般女性平均每天需蛋白质约60克。可一旦怀孕，为了满足胎宝宝生长的需要，母体的蛋白质需要量就会增加。通常，孕妈妈的身体对蛋白质的需求是随着妊娠期的进展而不断增加的，在怀孕的早、中、晚期，每天应分别额外增加蛋白质5克、15克和20克。如果蛋白质摄入不足，会导致孕妈妈体力下降，胎宝宝生长变慢，而且孕妈妈产后身体常出现恢复不良，乳汁稀少，对母子身体都不利。因此，孕妈妈应根据孕晚期的需要，合理摄入蛋白质，注意贮备一定的量，以供产后的乳汁分泌。

鱼、蛋、奶及豆类制品中的蛋白质属于优质蛋白，应该多食。相对而言，动物性蛋白质在人体内吸收利用率较植物性蛋白质吸收利用率高。

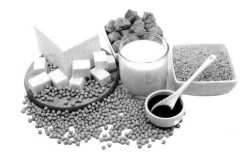

ξ 储备足够能量，为分娩做准备

孕10月，妊娠期的最后一个月，孕妈妈的主要任务是储存足够的能量，为分娩做准备。每天应摄入优质蛋白质80~100克，谷类500克左右，脂肪60克左右。同时还要多吃富含维生素K、维生素C、铁的食物，如紫菜、猪排骨、牛肉、菠菜、豆制品、胡萝卜等，以及营养丰富、容易消化的食物，如牛奶、鸡蛋等。

ξ 可以帮助孕妈妈生产的食物

畜禽血

如猪、鸭、鸡、鹅等动物血液中的蛋白质被胃液和消化酶分解后，会产生一种具有解毒和滑肠作用的物质，可与侵入人体的粉尘、有害金属元素发生化学反应，变为不易被人体吸收的废物而排出体外。

海带

对放射性物质有特别的亲和力，其胶质能促使与体内的放射性物质结合并随大便排出，从而减少积累和减少诱发人体机能异常的物质。

海鱼

含多种不饱和酸，能增强身体的免疫力。

鲜果、鲜菜汁

能解除体内堆积的毒素和废物，使血液呈碱性，把积累在细胞中的毒素溶解并由排泄系统排出体外。

豆芽

无论黄豆、绿豆，豆芽中所含多种维生素能够清除身体内的致畸物质，并且能促进性激素的生成。

ξ 能缓解产前抑郁的食物

香蕉

香蕉可向大脑提供重要的物质——酪氨酸，使人精力充沛、注意力集中，并能提高人的创造能力。此外，香蕉中还含有可使神经"坚强"的色氨酸，还能形成一种叫作"满足激素"的血清素，它能使人感受到幸福、开朗，预防产前抑郁症的发生。

豆类食物

大豆中富含人脑所需的优质蛋白和8种必需氨基酸，这些物质都有助于增强脑血管的机能。

南瓜

南瓜富含维生素B$_6$和铁，这两种营养素能帮助身体所储存的血糖转变成葡萄糖，葡萄糖是脑部重要的"燃料"。多吃南瓜可以让孕妈妈感觉快乐。

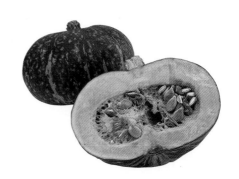

菠菜

菠菜除含有大量铁质外，更有人体所需的叶酸。人体如果缺乏叶酸会导致精神疾病，包括抑郁症等。

ℰ 临产前的饮食原则

临产前应该吃高蛋白、半流质、新鲜而且味美的食品，不宜吃油腻过大的油煎、油炸食品。

临产前，孕妈妈的心情一般比较紧张，不想吃东西，或吃得不多，所以，首先要求食品的营养价值高和热量高，这类食品很多，常见的有：鸡蛋、牛奶、瘦肉、鱼虾和大豆制品等。同时，要求食物应少而精，防止胃肠道充盈过度或胀气，以便顺利分娩。

另外，分娩过程中消耗水分较多，因此，临产前应吃含水分较多的半流质软食，如面条、大米粥等。为满足孕妈妈对热量的需要，临产前如能吃一些巧克力(不宜过多)很有好处。因巧克力含脂肪和糖丰富，产热量高，尤其对于那些吃不下食物的临产妈妈更为适宜。

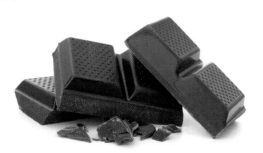

临产前补充营养，孕妈妈可以尽量选择自己喜欢的饭菜，如果实在因宫缩太紧，很不舒服不能进食时，也可通过输入葡萄糖、维生素来补充能量。

ℰ 顺产时三个产程的饮食特点

产程分为三个阶段，即第一产程、第二产程和第三产程，如果各产程饮食安排得当，除了能补充身体的需要外，还能增加产力，以供给整个产程足够的能量，让孕妈妈顺利分娩，三个产程的饮食侧重点有所不同，分别是：

第一产程

第一产程，指临产到宫口开全，这一阶段，时间比较长，不断有阵痛，孕妈妈的睡眠、休息、饮食都会受影响，因此食欲较差。但是，为了确保有足够的精力完成分娩，孕妈妈应尽量进食。食物以半流质或软烂的食物为主，如鸡蛋挂面、蛋糕、面包、粥等。

第二产程

第二产程，指宫口开全到胎宝宝娩出，在这一阶段，子宫收缩频繁，疼痛加剧，所以消耗的能量增加。此时，孕妈妈应尽量在宫缩间歇喝一些果汁，吃点藕粉、红糖水等流质食物，以补充体力，帮助胎宝宝的娩出。一旦进入正式分娩，孕妈妈就不能再进食或饮水了。

第三产程

第三产程，指娩出胎盘的过程，基本不费什么力就可以完成了。

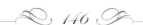

Part 11　孕10月

营养招牌菜推荐

≈ 脆皮黄瓜

原料：鲜嫩黄瓜500克，花椒、红干椒丝、生姜丝各适量。

调料：精盐、醋、白糖、香油各适量。

做法：

1 先将黄瓜洗净，切条，用精盐腌半小时，挤干水分，放容器中，备用。

2 炒锅放入香油加热，炸花椒，捞出，再炸红干椒丝，待红干椒丝脆时下姜丝，炒一下倒入碗中。

3 白糖、醋、精盐兑成浓汁，浇在腌好的黄瓜上，再倒入红椒、生姜油，调拌均匀，腌渍15分钟后，装盘即成。

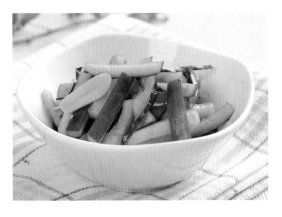

≈ 番茄瓜方

原料：黄瓜500克，鸡蛋1个（约60克），鸡汤150毫升，番茄酱70克，淀粉、葱姜末各适量。

调料：精盐、料酒各适量。

做法：

1 将黄瓜切成寸段，再切成4块，去心，用精盐腌10分钟，用水冲掉盐分，控干水分。

2 将蛋清注入淀粉中，搅打成糊。

3 锅放火上，倒油烧热，将黄瓜块粘匀蛋清糊，入油锅，炸成金黄色时捞出，控去油。

4 锅内放底油，下入番茄酱，炒出红油，放入葱姜末，加精盐、料酒、放入鸡汤，烧开即成番茄汁，浇在炸好的黄瓜上即可。

小贴士

番茄含有丰富的胡萝卜素、维生素C和B族维生素及矿物质等；黄瓜中含有维生素C和B族维生素及矿物质等。两者结合后，B族维生素有利于分娩时子宫收缩，缩短产程，分娩顺利；维生素C有利于增加胃液酸度，帮助消化，调整胃肠功能的作用，防治便秘。

Part 11 孕10月

 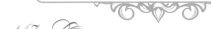

三鲜冬瓜汤

原料： 鸡脯肉400克，冬瓜200克，水发海参50克，海米30克，鲜汤800克，花椒水、姜块、香菜各适量。

调料： 精盐、香油各适量。

做法：

1 将海参、鸡脯肉分别洗净并切成片；将冬瓜削去皮，挖去瓤，洗净后切成方块。

2 将汤锅置于火中加热，放入鲜汤、精盐、鸡脯肉、冬瓜、海参、海米、姜块（拍碎）、花椒水，待沸再稍煮，撇去浮沫，就可盛入汤碗，撒上香菜末，加少许香油后上餐桌。

清蒸茄子

原料： 茄子500克，蒜蓉适量。

调料： 酱油、香油各适量。

做法：

1 将茄子洗净，切去两头，隔水蒸熟，撕成粗条。

2 酱油、香油、蒜蓉在碗中拌匀，浇在茄子上即可。

❈ 小贴士 ❈

这道菜有利于防止孕妈妈进食过多导致"巨大儿"。

香菇粥

原料： 大米100克，干香菇30克。

调料： 精盐适量。

做法：

1 干香菇泡发后，去蒂、择洗干净后撕碎备用；大米洗净，浸泡约30分钟。

2 锅中加入适量水，放入大米，大火煮沸，然后转小火继续熬30分钟。

3 再把香菇加入粥锅，煮熟后加入适量精盐调味即可。

❈ 小贴士 ❈

香菇含有丰富的蛋白质、B族维生素、铁、钾、维生素D等，有利于分娩时子宫收缩，缩短产程，分娩顺利。

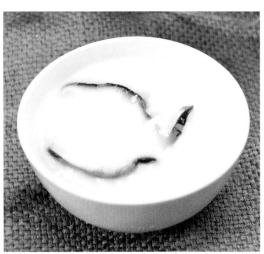

Part 11　孕10月

ᘒ 蛋酥猕猴桃

原料：猕猴桃500克，鸡蛋2个（约120克），精面粉200克。

调料：白糖200克。

做法：

1 猕猴桃去皮，切片；鸡蛋打入碗内，搅拌至起泡，加面粉和熟植物油30毫升，制成蛋面糊。

2 锅中倒入植物油，烧至七成热，将猕猴桃逐片挂面糊下锅，炸至金黄色，捞起沥油。

3 原锅留油15毫升，加入适量清水和白糖，溶成糖液，淋于炸好的猕猴桃片上即成。

❧ 小贴士 ❧

猕猴桃含糖类、蛋白质、脂肪、有机酸、维生素 B_1 和丰富的维生素C、磷、钙、铁、钾、镁和猕猴桃碱等成分。钾可以利水消肿；所含纤维素和果酸，可起到促进肠道蠕动，帮助排便的作用；维生素 B_1 有利于分娩时子宫收缩，缩短产程。

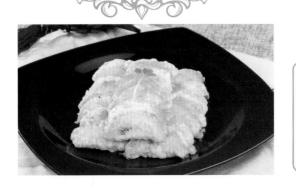

ᘒ 酒酿蛋包汤圆

原料：无馅汤圆60克，鸡蛋1个（约60克），酒酿1大匙。

调料：白糖适量。

做法：

1 锅中加清水400毫升煮滚，放入汤圆。

2 待汤圆煮至开始上浮时加酒酿，打蛋下去，再烧滚即可放白糖，熄火闷2分钟即成。

ᘒ 红小豆粥

原料：红小豆、大米各100克。

调料：白糖100克。

做法：

1 将红小豆洗净浸泡一夜；大米淘洗干净备用。

2 锅内加适量清水，将红小豆和大米一起放入锅内，大火煮开，再改用小火煮至豆熟米烂，加入白糖调味，即可食用。

❧ 小贴士 ❧

红小豆富含维生素 B_1，维生素 B_1 有利于孕妈妈分娩时子宫收缩，缩短产程；红小豆还具有抑菌、利尿的作用。

疑难解答

ξ 分娩时为什么要用巧克力补充能量?

分娩时一般产程大约要12~16个小时,临产前正常子宫每分钟收缩3~5次,总共要消耗6200大卡的热量,相当于走完200多级台阶,跑完10000米所需的热量,这些被消耗的能量必须在产程中适时给予补充。

而巧克力被认为"助产大力士",并将它誉为"分娩佳食",原因有二:

1 巧克力营养丰富,含有大量的脂肪和糖类,而且能在很短时间内被消化吸收和利用,产生出大量的热能以供消耗。

2 巧克力体积小,产热多,而且香甜可口,吃起来也很方便,只要在临产前吃1~2块,就能在分娩过程中产生更多的热量。

ξ 产前能吃黄芪炖母鸡吗?

孕妈妈不宜吃黄芪炖母鸡,否则容易引起难产。

黄芪炖鸡有益气的作用,干扰了妊娠晚期胎宝宝正常下降的生理规律,再加之黄芪有"助气壮筋骨,长肉补血"的功能,加上母鸡本身是高蛋白食品,两者起滋补协同作用,使胎宝宝骨肉发育长势过猛,造成难产。还有,黄芪有利尿作用,通过利尿,羊水相对减少,以致延长产程。

ξ 孕妈妈喝酸奶能防痔疮吗?

酸奶中含有丰富的益生菌,这些乳酸菌在人体的肠道内繁殖时会分泌对人体健康有益的物质,因此酸奶对人体有很多的好处;同时,酸奶能将牛奶中的乳糖和蛋白质分解,使人体更易消化和吸收;孕妈妈每天喝上1杯酸奶,可以起到促进胃液分泌、提高食欲、加强消化功能,促进胃肠蠕动,增多大便湿润度,并缩短排泄物在结肠内的停留时间的作用,从而防止大便秘结,进而减少痔疮的发生几率。

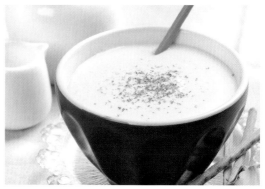

Part 12

调理身心，
轻松坐月子

月子饮食，你吃对了吗

ξ 月子饮食的一般原则

产后新妈妈自身的生理功能尚待恢复，肠胃功能又有所减退，同时还要哺乳，因此，饮食需要非常用心，要注意以下几个方面：

营养均衡

产后新妈妈的日常饮食，概括起来就是"鱼虾肉蛋奶及蔬果"，妈妈可以经常默念一遍看自己是否漏掉哪一样。鱼虾不仅热量低，所含的蛋白质质量又较一般肉类优，是产后绝佳的营养来源。蛋类除了含有丰富的蛋白质外，还含有维生素A、维生素D、维生素E和磷、铁、钙等。蔬果的好处则是不仅含有多种丰富的矿物质和维生素，而且其所富含的纤维素亦可帮助胃肠蠕动，使排便顺畅。

补充水分

由于产妇在分娩过程中流失大量水分和血液，因此水分的补充十分重要。利用稀粥、鲜美的汤汁给予充分的营养与水分，不仅可以促进新妈妈的康复，又能促进乳汁分泌。

饮食清淡

产后初期的饮食应以清淡、稀薄为宜，所谓清淡并非指完全不沾荤腥，而是不宜过度油腻，不应加入过度调味品。另外，新妈妈不宜一味进补，月子期间脾胃功能较差，身体虚弱，可多吃汤、粥、羹类易消化又健脾养胃的食物。

根据宝宝大便性状调整饮食

宝宝的大便能反映许多问题，母乳成分发生变化时，宝宝的大便性状通常有相应改变，如：

新妈妈进食过多甜食，宝宝大便泡沫多且酸味重；

新妈妈进食脂肪多，宝宝大便呈油状且易拉稀；

宝宝进食不足，大便色绿、量少、次数多，说明新妈妈应多食催乳食物。

少量多餐

新妈妈分娩后，身体十分虚弱，食欲也不佳，因此建议采取增加餐次、分量减少的方式，以减轻肠胃负担，同时也有利于营养的吸收，可每日进食5~6次。

调理身心，轻松坐月子

 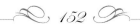

ξ 产后第1周：开胃，易消化

新妈妈在刚刚生产的最初几日里会感觉身体虚弱、胃口比较差，所以产后第1周饮食应着重于清淡、开胃。除了鸡蛋、米粥、软饭、面条、蔬菜外，还可以吃些清淡的荤食，如肉片、肉末、瘦牛肉、鸡肉、鱼等，配上时鲜蔬菜一起炒，口味清爽、营养均衡。此外，橙子、柚子、猕猴桃等水果也有开胃的作用。剖宫产新妈妈，可以吃一些利于伤口恢复的食物。

本周食谱推荐

什锦蔬菜粥

原料： 大米100克，西蓝花200克，洋菇、香菇、胡萝卜各30克，盐适量。

做法：

1 大米洗净后泡水30分钟备用。

2 洋菇、香菇、胡萝卜洗净切丝，西蓝花用开水氽烫。

3 锅内加入米和水，用大火煮开。

4 加入洋菇丝、香菇丝及胡萝卜丝，改小火煮至米粒黏稠。

5 再放入氽烫过的西蓝花及调味料，煮开即可。

功效：

这道什锦蔬菜粥含有丰富的膳食纤维，且清淡易消化，能增强肠胃的蠕动。

清炖乌鱼汤

原料： 乌鱼1条（约500克），盐适量。

做法：

1 把鱼杀好、去鳞，切成块状。

2 锅中放入少量油烧热，放入鱼块煎。

3 加入适量开水和盐，中火炖15分钟起锅。

功效：

乌鱼具有祛瘀生新、滋补调养的功效。剖宫产新妈妈食用乌鱼，有生肌补血、加速细胞生长、促进伤口愈合的作用。

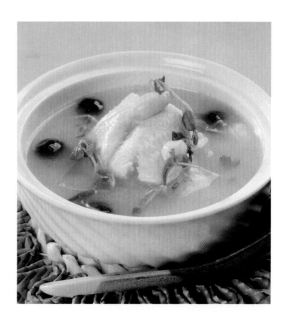

调理身心，轻松坐月子

 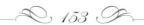

产后第2周：补气血

本周新妈妈的身体逐步恢复，胃口开始好转，所以要多吃一些补气血的食物。如麻油炒猪心、大枣猪脚花生汤、鱼香猪肝等，加入少许枸杞、山药、茯苓等是不错的补血、补充维生素的食谱。此外，适当食用杜仲，可以强筋骨、补肝肾、防止产后腰痛。

本周食谱推荐

香菇木耳瘦肉粥

原料： 大米50克，瘦猪肉50克，香菇30克，木耳、银耳各15克，盐适量。

做法：

1 香菇泡软，切丁；大米、木耳、银耳分别用清水泡软。

2 猪肉剁成末，入沸水中氽一下。

3 将大米加适量清水放入锅中，用大火烧沸。

4 再放入香菇丁、木耳、银耳、猪肉末，加入盐，用小火煮至米、肉熟烂即可。

功效：

这道粥含丰富的维生素和矿物质，营养丰富，清淡爽口，可帮助新妈妈促进消化，增加乳汁分泌，有行血化瘀、健脾益胃的功效，是新妈妈的上好食品。

月子鸡汤

原料： 乡村土鸡1只（约1000克），姜10克，盐2克，党参10克，红枣20克，料酒适量。

做法：

1 土鸡宰后去毛、内脏，剁成小块，加入开水锅中氽烫，去血水。

2 砂锅中加入鸡块、姜、料酒、党参、红枣和水，大火烧开，小火炖2~3小时。

3 加入盐调味。

功效：

鸡是产后补气血常用食品，具有养五脏、益精髓、补气血、健脾胃、长肌肉等多种功能，含有丰富蛋白质，而其他营养成分亦较丰富。

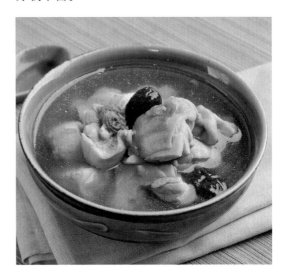

 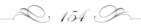

ξ 调养气血的食物

生产时，产妇体力和气血都被大量消耗，身体处于一种"血不足，气亦虚"的状态，为了调整体质，坐月子就成了新妈妈调养气血的最好时机。

饮食调理

气血两虚一般出现在贫血、白细胞减少症、血小板减少症、大出血后、妇女月经过多者，其主要表现为：既有气虚的表现，又有血虚的表现，进补宜采用益气生血、气血并补。

日常应多吃些富含"造血原料"的优质蛋白质、必需的微量元素（铁、铜等）、叶酸和维生素B_{12}等营养的食物，如动物肝脏、肾脏、动物血、鱼、虾、蛋类、豆制品、黑木耳、黑芝麻、红枣以及新鲜的蔬菜、水果等。

另外，可用一些补气的药物调理，如人参、黄芪、白术、红枣、甘草用来炖鸡或排骨以补气。

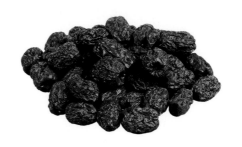

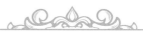

小贴士

充足的睡眠、充沛的精力，不熬夜、不偏食，保持乐观的情绪，痊愈后积极参加一些力所能及的体育锻炼和户外活动（比如健美操、散步、跳舞）等，这些都能促进体内骨骼里的骨髓造血功能变得旺盛，同时还能增进免疫力，而且能使得皮肤红润，富有光泽。

ξ 红糖补血要谨慎

中国大部分地区有坐月子喝红糖水的习惯，认为红糖水喝得多，新妈妈的营养就补充得多，身体就恢复得快。这样做虽然有一定科学道理，但喝红糖水也要讲究时机。

红糖水的功用

传统中医认为，红糖有益气补中、健脾暖胃、化食解疼之功，又有活血化瘀之效。

产后喝红糖水有利于促进子宫的收缩、恶露的排出和乳汁的分泌，还有利尿的功能，有助于保持排尿通畅，防止尿路感染。

食用红糖要适量

虽然红糖是月子里的必备食品，但是新妈妈每天食用红糖的量不宜过多，大概一次一大匙调水喝就可以，每天不超过3次。过多

调理身心，轻松坐月子

饮用红糖水，会损坏牙齿。红糖性温，如果新妈妈在夏季过多喝了红糖水，必定加速出汗，使身体更加虚弱，甚至中暑。

产后1周宜食红糖

红糖也不能无限制地食用，一般说来，红糖宜在产后1周左右食用，因为大部分新妈妈都是初次生产，产后子宫收缩一般是良好的，恶露的色和量均正常，血性恶露一般持续时间为7~10天。如果新妈妈吃红糖时间过长，如达半个月至1个月以上时，阴道排出的液体多为鲜红血液，这样新妈妈就会因为出血过多造成失血性贫血，还可影响子宫复原和身体康复。所以，新妈妈产后吃红糖的时间不宜太长，最好控制在10~12天之内。

糖尿病新妈妈不宜食用红糖

健康新妈妈在产褥期一般不忌糖，但患有某些疾病的新妈妈在产褥期内合理膳食的同时，要限量或忌用糖。比如糖尿病的新妈妈就不能在月子里喝红糖水，喝红糖水对糖尿病新妈妈来说会加重病情。糖尿病新妈妈除了加强营养，还要严格遵守饮食要求。

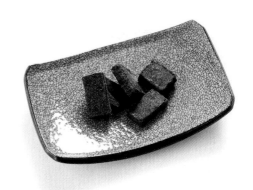

产后第3~4周：催乳

经过前2周的调养，新妈妈的身体已经恢复得很好了，宝宝进入快速发育期，食量也开始增大，这时新妈妈便需要为宝宝准备营养更加丰富的母乳，因此催乳是这一阶段的饮食重点，催乳时要注意以下几点：

保证热量供给

母乳喂养的新妈妈每日所需的热量在3000~3500千卡，大致相当于每天需要摄取主食400~600克，蛋类50~100克，鱼、肉类100~150克，豆制品100克左右，蔬菜水果400

克左右，而混合喂养和人工喂养的新妈妈，每日所需热量则相应减少（需量由母乳的分泌量决定）。

保证营养全面

新妈妈要禁忌偏食，鱼、肉、蛋、蔬菜、瓜果都要适当摄取，并注意主副食的合理配比、粗细粮科学搭配。

催乳食物

新妈妈本周可食用催乳的食物，如花生炖猪脚、青木瓜炖排骨等。乳汁不下的新妈妈，如得到医生的许可，可以在汤中加入通草。

进入本周，大部分妈妈下乳已经通畅，可以饮用一些不太油腻的汤来补充因哺乳而失去的水分。

适当进食蔬菜、水果还有助于改善乳汁质量。

韭菜、麦芽等食物具有退奶的功效，应注意避免食用。

本周食谱推荐

参枣炖肉

原料：人参5克，淮山药20克，杜仲5克，大枣20克，猪瘦肉500克，姜、葱、胡椒粉、盐各适量。

做法：

1 将人参切片，烘干碾成末；淮山药润透切片；枣洗净，抠去枣核，待用。

2 猪肉洗净，入沸水锅中汆烫去血水，捞出切成2厘米见方的块。

3 将猪肉块、山药片、红枣、杜仲一起放入锅中，加入适量清水，大火烧沸后转小火炖至肉熟烂。

4 加入人参粉末，烧开，加入盐、姜、葱、胡椒粉调味即可。

功效：

人参可以帮产后虚弱的新妈妈补足生产中和产后前2周双虚的气血，既可以让新妈妈强健体质，又可以促进乳汁分泌。

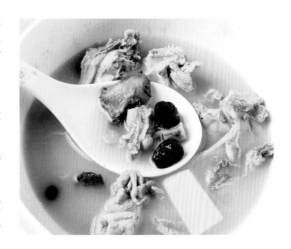

调理身心，轻松坐月子

小贴士

冬天坐月子的新妈妈们可以吃一些温补性的食物，如羊肉、鱼汤等。

ξ 产后5~6周：恢复规律进食

本阶段新妈妈的身体基本已经恢复得差不多了，此时可以恢复一日三餐规律进食，并且可以将饮食重点放在产后恢复身形上来。

摄取膳食纤维要适度

膳食纤维可以促进排便顺畅，同时增加饱腹感，减少热量摄入。在怀孕末期因为胎儿的长大会压迫到妈妈的下肢血管，使得血液循环受阻，所以多数妈妈怀孕时会伴随着痔疮的发生，造成排便困难，而这种习惯也会延续到产后，因此摄入膳食纤维对新妈妈而言是很重要的。

但要注意的是，膳食纤维也不是越多越好，在生产过后，身体需要大量的营养素来帮助身体器官的修复，如果此时摄取过多的膳食纤维，会干扰到许多其他营养素的吸收，因此这个阶段膳食纤维的摄取量要适度，不宜过多。

摄取足够的水分

母乳喂养会使新妈妈每天流失约1000毫升的水分，如果新妈妈体内的水分不足，会使母乳量减少。另外，水喝得是否足够，是决定塑身成效的关键，因为人体所有的生化反应都必须溶解在水中才能进行，废物也必须通过水溶液才能有效排除。所以新妈妈要保证水分的摄取，最好每天喝水不要少于3000毫升。

停止消夜

尤其要注意的是，这个阶段以后，新妈妈晚上最好不再吃夜宵，因为人的身体在夜晚是处于休息状态，新陈代谢率低，如果超过晚上八点再吃东西，就很容易囤积脂肪，并且形成酸性体质，不但易发胖，也影响健康。

ξ 适合新妈妈的食物推荐

芹菜炒香菇

原料： 芹菜400克，干香菇50克，淀粉10克，植物油、酱油、米醋、盐各适量。

做法：

1 芹菜洗净切段，用少许盐拌匀，静置10分钟，用清水漂洗干净，沥干水备用；香菇用温水泡发，洗净切片；米醋、淀粉放入一个小碗里，加50毫升左右清水，兑成芡汁。

2 锅中加植物油烧热，下入芹菜煸炒2~3分钟，加入香菇片，迅速翻炒几下。

3 点入酱油，淋上芡汁，大火翻炒1分钟，加少许盐即可出锅。

功效：

芹菜含利尿成分，可消除人体内的水钠潴留，有助于消除产后水肿，帮助瘦身。

鸡蛋香菇韭菜汤

原料：鸡蛋2个（约120克），香菇10克，韭菜50克，高汤500毫升，盐适量。

做法：

1 鸡蛋磕入碗中，搅打成液；香菇用温水浸泡后，去蒂洗净，切成细丝，再用开水焯熟；韭菜择洗干净，切段、余熟。

2 锅置火上，放油烧热，放入鸡蛋用小火煎炸至熟，放入汤锅内。

3 汤锅置火上，放入高汤、盐；待汤开后，加韭菜段和香菇丝煮开，以盐调味即可。

功效：

韭菜与鸡蛋、香菇搭配，既能提供优质蛋白质，又可促进胃肠蠕动，保持大便通畅，是一道比较理想的瘦身佳肴。但要注意的是，韭菜有回奶功能，应掌握用量。

芦笋炒肉丝

原料：青芦笋300克，瘦肉300克，蒜末半大匙，水淀粉、酱油、料酒、糖、盐各适量。

做法：

1 将青芦笋洗净，削净根部粗硬部分；瘦肉切丝，加入料酒、酱油、水淀粉腌15分钟。

2 锅内加入半锅水，大火烧开，加入半匙盐，放入整根芦笋余烫，稍软时捞出，冲凉，再切小段。

3 锅置火上，先将肉丝过油，捞出后将油倒出；锅内留底油，放入蒜末炝锅。

4 放入芦笋段翻炒，然后放入肉丝与芦笋段同炒，并加入适量盐、料酒、酱油、糖、水淀粉和适量清水调味，炒匀即可。

功效：

芦笋富含多种人体必需的维生素和微量元素，具有减肥美容功能，加上蛋白质含量丰富的肉，既能美颜瘦身又能提高免疫力。

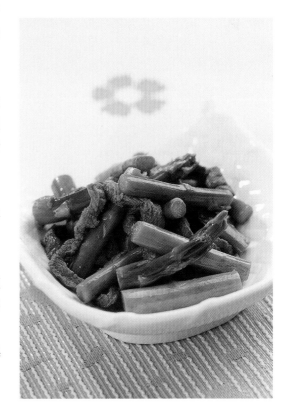

调理身心，轻松坐月子

₹ 补充蛋白质可助乳汁分泌

蛋白质是人体最主要的营养成分，含大量氨基酸。它不仅构成人体器官组织，供给热能，而且能增加机体抵抗力，有助于创伤修复，新妈妈产后体质虚弱，生殖器官复原和脏腑功能康复需要大量蛋白质。

蛋白质影响乳汁分泌

新妈妈的蛋白质营养状况对乳汁分泌能力的影响很大，膳食中蛋白质的质和量对泌乳量及乳汁的质量都有影响，所以供给新妈妈的蛋白质应做到量足质优，特别是要进行母乳喂养的新妈妈。

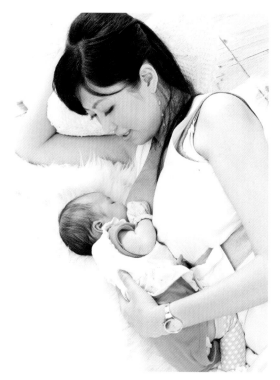

新妈妈需要摄取多少蛋白质

正常情况下，新妈妈每日泌乳需消耗蛋白质14克。如果膳食中供给的蛋白质质量差，则转变为乳汁蛋白质的效率减低。因此，除满足母体正常需要量外，每日需额外补充20~30克蛋白质，以保证乳汁中蛋白质的含量。

我国推荐的供给量标准为在原基础上每日增加蛋白质25克，其中一部分应为优质蛋白质，如食用肉、禽、鱼、蛋、奶及大豆制品等，其中的一些动物性食物对促进乳汁分泌很有效。一般来说，鱼虾类的产品中含有的蛋白质要比肉类中的好。

摄取蛋白质不可过量

新妈妈需要摄取充分的蛋白质，但并不等于蛋白质摄取越多越好，因为食用蛋白质过多，也会给身体带来危害：

1 增加肝脏负担，引起胃肠消化不良，长期下去可影响肝脏功能，使机体免疫机能下降。

2 蛋白质在消化过程中，肾脏负担着中间代谢产物重吸收和终末代谢产物排泄的重任，过多摄入蛋白质就会增加肾脏负荷。

3 过量摄入动物蛋白，往往同时摄入多量的胆固醇，这是诱发冠心病、高血压、动脉硬化及脑血管意外的危险因素。

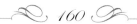

₰ 产后补充维生素很重要

维生素是人体不可缺少的营养成分，补足维生素也是新妈妈饮食营养特点之一，新妈妈对各种维生素需要量均很大。

因此，产后膳食中维生素必须相应增加，以维持新妈妈的自身健康，促进乳汁分泌，保证供给宝宝的营养成分稳定，满足宝宝的需要。

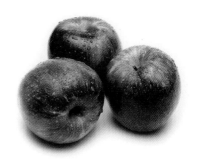

富含维生素的食物

含维生素丰富的食物范围很广，比如苹果、胡萝卜、冬笋、山药、番茄、豆类、藕、大葱、蒜头、茄子、芥菜、青椒、大白菜、黄瓜、鸡蛋等，大部分维生素都在各类水果、蔬菜中可以摄取到，可以说蔬果是月子期间的"好伙伴"。

生冷的蔬果对新妈妈的牙齿和肠胃可能有一些刺激，可以通过煮熟、煲汤等方式来食用，不能相信以前月子不能碰蔬果的老观点。

小贴士

产后蔬果以中性为主，有些凉性的蔬果，比如梨、苦瓜、西瓜等，容易导致新妈妈和宝宝腹泻，不宜多吃。此外，蔬果再好，也需要把握好度，尤其是水果，所有水果加起来每天吃 500 克左右就足够了。

₰ 产后补钙有讲究

有些新妈妈生产后，发现本来坚固的牙齿松动了，这其实是缺钙导致的。有些妈妈产后乳汁不足，主要是营养不良和内分泌失调所致。钙是体内多种酶的激活剂，当体内钙缺乏时，蛋白质、脂肪、碳水化合物就不能被充分利用，就会产生乳汁不足现象，所以新妈妈产后要注意及时补钙。

新妈妈产后易缺钙

产后新妈妈体内的钙流失速度特别快，主要都进入了乳汁中，每泌出1000~1500毫升的乳汁，就要流失500毫克的钙。因此，哺乳新妈妈每天需要摄入的钙比常人要多，在1200毫克左右。

 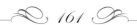

调理身心，轻松坐月子

适合补钙的食物

为减少动用母体钙的储备，新妈妈需要多多选食含钙丰富的食物，以补充对钙的需求。产后新妈妈每天的饮食要多选用豆类或豆制品，同时多选用牛奶、乳酪、海米、芝麻或芝麻酱、西蓝花及羽衣甘蓝等。海产品中的虾皮、海带、紫菜等，木耳、口蘑、银耳、瓜子、核桃、葡萄干、花生仁等含钙也较为丰富。

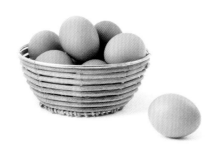

牛奶钙含量较高，但有些新妈妈喝牛奶后会出现腹部不适、胀气，甚至腹泻的状况，也可用酸奶代替。

补钙需要注意的事项

1 维生素D可以促进钙的吸收，补钙的同时应吃些富含维生素D的食物，如蛋类、乳、肉、黄油、牛肝等食物。

2 含钙多的食物不宜与草酸高的蔬菜同煮，草酸可使钙"皂化"从而不能被人体吸收。草酸高的蔬菜通常有菠菜、韭菜、苋菜、冬笋等。

3 可乐会造成钙的流失，新妈妈产后不要喝可乐。

4 有条件多去户外晒太阳，并做产后保健操，促进骨密度恢复，增加骨硬度。

ξ 不要忽视补铁

铁元素是人体重要的造血原料，缺铁就会导致贫血。产妇分娩时失血会失去约200毫克的铁，哺乳时从乳汁中又要带走一些，所以产后充足补铁是很重要的。

贫血的简单自测法

面无血色是贫血的典型表征，新妈妈如果脸上没有光泽，苍白或暗黄，但没有其他症状，可能是轻度贫血。

如果新妈妈不仅面色黯淡，还伴随水肿、全身乏力、头晕、心悸、呼吸短促等症状，这时候就要当心严重贫血造成的体质衰弱。新妈妈出现重度贫血可能导致免疫力及全身各脏器功能下降，从而可诱发多种疾病。

补铁的饮食方法

新妈妈补充铁元素最佳的方法是注意饮食。新妈妈应多吃容易吸收的含铁丰富的食物，如动物肝脏、蛋类、芝麻酱、黑木耳、海带、紫菜、香菇、田螺、黄豆等。另外，油菜、菠菜、芹菜（尤其是芹菜叶）、盖菜、雪里蕻、莴苣、小白菜、番茄、杏、枣、橘子、花生衣等含铁也较多。

补铁要注意的事项

1 铜可促进铁的吸收和利用，故应多食些富含铜的食物，猪血中含铜量较丰富。

2 食用含铁多的食物时不要同时食用含草酸或鞣酸高的菠菜、苋菜、鲜笋及浓茶，以免结合成不溶解的盐类，妨碍铁的吸收。

3 蛋白质是构成血红蛋白的重要原料，贫血病人应多吃含蛋白质丰富的食物，如牛奶、鱼类、蛋类、黄豆及豆制品等。

4 如贫血严重，应遵医嘱。

月子食物的四原则

产后新妈妈的胃肠功能比较弱，为了不给胃肠加重负担，饮食需要注意稀、软、精、杂四大原则。

稀：水分要多一些

新妈妈月子期间出汗较多，体表的水分挥发也大于平时，所以产后新妈妈要多补充水分。这样一是有利于乳汁分泌，二是可以补充新妈妈月子期间因大量出汗和频繁排尿所流失的水分，含水分的食物，如汤、牛奶、粥等可以多吃些。

软：食物烧煮方式应以细软为主

给新妈妈吃的饭要煮得软一些，因为新妈妈产后很容易出现牙齿松动的情况，吃过硬的食物对牙齿不好，也不利于消化吸收，最好不要吃油炸和坚硬带壳的食物。

精：量不宜过多

产后过量的饮食，除能让新妈妈在孕期体重增加的基础上进一步肥胖外，对于身体恢复没有半点好处。新妈妈应选择富含蛋白质、维生素、矿物质、纤维素的食物，而不是多吃巧克力、奶酪、油、带有脂肪的肉类等高热量的食物。

当然，如果新妈妈是用母乳喂养宝宝，奶水很多，食量可以比孕期稍多。但假如新妈妈的奶量正好够宝宝吃，则进食量与孕期等量即可。如果新妈妈没有奶水或是不准备母乳喂养，食量和非孕期差不多就可以了。

杂：食物品种多样化

虽然食物的量无须大增，但食物的质不可随意，新妈妈产后饮食应注重荤素搭配，进食的品种越丰富、营养越均衡，对新妈妈的身体恢复就越好。除了明确对身体无益和吃后可能会引起过敏的食物不吃外，荤素的品种应尽量丰富多样。

小贴士

当新妈妈很容易饿时，可以少吃多餐，一天可吃5~6次，虽然不能饮食过量，但在坐月子期间也一定不要刻意节食减肥，这对身体恢复不利。

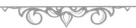

调理身心，轻松坐月子

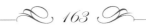

ξ 注意饮食卫生

产后新妈妈身体比较虚弱，为防止病从口入，新妈妈的饮食卫生一定要做好。

1 选用安全卫生的食材。食材要尽量选用天然当季品，避免含有食品添加剂、色素和防腐剂的人工产品，如罐装食品、饮料及有包装的方便食品等，霉腐变质、被污染食物等一律不能食用。

2 对食材进行充分细致的清洗。蔬菜水果容易有农药残留，应用流动水冲洗，淘米水浸泡，能削皮的削皮；肉蛋禽类要保证足够新鲜，坚决不能吃有异味变质的食品。

3 在食物的加工烹调过程中，一定要做到生熟分开，如菜刀、菜板、容器，防止交叉使用污染，用过后的刀具和案板要及时清洗、干燥。如果接触了生肉、蔬菜，一定要注意清洁自己的双手。肉类一定要加工熟透后再吃。

4 夏秋季节是食物中毒的高发期，为新妈妈做的饭菜尽量适量，最好一次吃完，尽可能不吃剩饭剩菜。对吃不完的食物尽量低温保存，吃前一定要回锅加热。

5 做好厨房和个人的清洁卫生，用餐餐具要洗净，使用前用沸水冲泡，并定期消毒。

ξ 纠正不良饮食习惯

不良的饮食习惯容易造成产后消化不良、身体恢复慢、乳汁分泌少，一定要引起注意。

忌营养单一

新妈妈不要挑食、偏食，要做到食物、膳食的多样化，全面吸收营养，特别要粗细粮搭配，荤素搭配，稀干搭配，广泛食之，合理摄取营养，以免造成某些营养素的缺乏，影响身体的恢复。

有的妈妈喜吃素食，要想办法调整一下饮食结构，比如增加豆、奶、蛋类的比重，同时可以试着将肉类做得更为精细、清淡，比如将鱼肉做成片清炒着吃，将肉类做成很细的末与香菇等味道鲜美的素食一起做馅料等。

忌饥一顿饱一顿

由于新妈妈肠胃功能较弱，过饱会影响胃口，妨碍消化，过饥会影响营养摄取。因此，新妈妈在饮食用量上更要注意适当，每次吃得不要过多过饱，吃八成饱，每日加餐2~3次，形成少吃多餐的习惯，对消化吸收均有利。

忌进餐速度太快

有的新妈妈因赶时间而狼吞虎咽，还有的新妈妈是形成了这样的不良习惯，这会加重产后本来就还未恢复的肠胃负担；有的新妈妈胃口一直不佳，狼吞虎咽吃过饭后不久就感觉反胃，这不利于消化吸收，而且极容易造成营养不良。

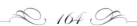

ε 避开月子饮食的雷区

在传统月子观念中，老祖宗们传下来许多月子期间的饮食禁忌，有些禁忌现在看来还是有道理的，科学坐月子仍然需要注意规避那些不宜吃的食物。

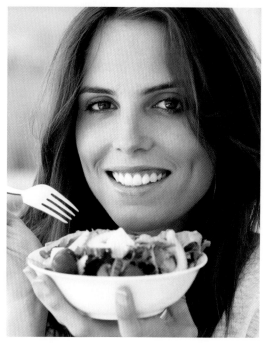

1 忌食生冷硬的食物。分娩后吃硬食容易伤害牙齿，吃生食容易引起感染，吃冷食则会刺激口腔和消化道，所以生冷硬的食物都不要吃。吃水果时，可以先用热水温一下。

2 忌食寒凉食物。由于产后身体气血亏虚，应多食用温补食物，以利气血恢复。若产后进食寒凉食物，会不利气血的充实，容易导致脾胃消化吸收功能障碍，并且不利于恶露的排出和瘀血的清除。

3 忌食辛辣刺激性食物。辛辣食物如辣椒、胡椒等容易伤津耗气损血，加重气血虚弱，并容易上火，导致便秘；进入乳汁后对宝宝也不利。

4 忌食浓茶、咖啡、酒精等刺激性食物。这些食物会影响睡眠及肠胃功能，甚至影响宝宝的神经系统发育。

5 忌食太咸、太鲜、调料太多的食物。孕期都有不同程度的水肿，月子里吃得太咸，不利于水肿消退。另外，太鲜的食物含较多味精，而过量味精会减少体内锌含量。

6 忌食有回奶作用的食物。有些食物有回奶作用，如大麦、韭菜等，母乳喂养的

新妈妈不能食用。

7 忌食味精。产后吃过多味精容易导致宝宝缺锌，建议新妈妈产后3个月内的营养食谱中最好不要放味精。

8 酸涩收敛食物不能多吃。酸味的食物偶尔吃一点没关系，但不宜多吃，如酸梅、醋、柠檬、葡萄、柚子等。这些酸涩食物会阻滞血行，不利恶露的排出，还会引起牙齿酸痛。

9 补血补气的中药不能乱吃。人参、桂圆、黄芪、党参、当归等补血补气的中药最好等产后恶露排出后再吃，否则会活血，可能增加产后出血。

调理身心·轻松坐月子

ξ 产后必须禁盐吗

有些传统的观念认为新妈妈不能吃盐，可是不放盐的食物真的让人提不起胃口。那么，产后到底能不能吃盐呢？现代科学的观点认为：产后确实需要控制摄入过多盐分，但并不是说要完全禁止用盐。

新妈妈的月子餐要酌量加盐调味，以诱发食欲，补充适当的营养成分，并平衡体内电解质，促进机体恢复和哺乳。

无盐食品不利健康

1 影响新妈妈食欲。新妈妈在产后恢复期，常有食欲不佳的现象，如果再每顿进食淡而无味的膳食，将阻碍其营养素的摄取。

2 影响乳汁分泌。新妈妈在分娩头几天里身体要出很多汗，乳腺分泌也很旺盛，

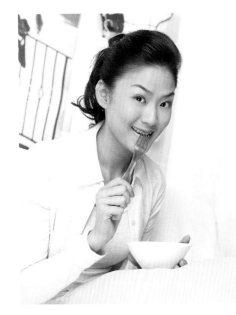

体内容易缺水、缺盐，从而影响乳汁分泌。在食物中应该适量加一些盐，可以避免月子里出汗过多造成身体脱水，影响乳汁分泌。

3 不利于机体平衡。产后新妈妈多会大量流汗，若不补充盐分或体内盐分过低，则会影响体内钾、钠离子的平衡，出现低血压、晕眩、恶心、四肢无力、体力匮乏、食欲不振等状况，不但妨碍产后恢复，如是母乳喂养，对宝宝的成长发育也不利。

新妈妈该吃多少盐

产后前3天，新妈妈每天摄入与常人等量的盐，即5~6克，这有利于补充之前急速失去的盐分；3天后，每天摄入3~4克即可，过量的盐分会使新妈妈体内产生水钠潴留，加重肾脏负担，引起水肿。

要引起注意的是，孕期患有妊娠高血压综合征的新妈妈，产后可能需要尽量控制盐分的摄入，以便尽快使血压恢复正常，改善水肿和蛋白尿现象。另外，如有肾脏病、妊娠毒血症、产后水肿持续不退等情况，为维护体内水分的正常代谢功能，也要严格控制盐分。

小贴士

长辈烹调食物时如果不肯放盐，新妈妈要用可以接受的语气同他们商量一下，请求他们适当放些盐，避免因为不放盐而影响食欲，用科学的知识告诉家人适量盐分不会影响乳汁分泌。

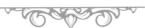

调理身心，轻松坐月子

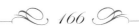

ξ 产后不可盲目节食

在孕期，为了腹中胎儿能够吸收足够的养分，准妈妈会食用很多有营养的物质，因此体重增加是必然的，但是这些重量并不全是胎儿的，其中会有很大一部分留在新妈妈的身体上，所以分娩后体重仍然会居高不下。很多新妈妈为了恢复生育前的苗条体型，分娩后便立即节食，这样做不仅不利于身体恢复，反而可能落下病根，对宝宝的健康成长也没有好处。

产后新妈妈所增加的体重主要是水分和脂肪，它们并不会成为将来瘦身的威胁，反而是接下来的哺乳阶段所必需的。假如妈妈需要母乳喂养宝宝的话，就会逐渐动用之前储存下来的脂肪和水分，有时候这些脂肪根本就不够用，还需要从新妈妈体内原来储存的脂肪中动用一些来补充哺乳所需的营养。

所以，只要合理饮食，随着新妈妈胃口逐渐好转，以及哺乳逐渐规律起来，新妈妈的身体会渐渐恢复往昔。如果新妈妈在产后急于节食，这样哺乳所需的营养成分就会不足，使新生儿营养缺乏，影响发育。

ξ 产后吃鸡蛋要有度

鸡蛋是完美的孕产期食品，但并不是说多多益善。新妈妈吃鸡蛋应适度，每天吃1~2个即可，如果每天吃太多的鸡蛋，或基本依赖于鸡蛋提供营养，非但不会对身体有利，反而会有害。

过量食用鸡蛋的害处

1 不利于消化。鸡蛋中含有大量胆固醇，吃鸡蛋过多，会使胆固醇的摄入量大大增加，增加新妈妈胃肠的负担，不利于消化吸收。其蛋白质分解代谢产物会增加肝脏的负担，在体内代谢后所产生的大量含氮废物，还都要通过肾脏排出体外，又会直接加重肾脏的负担。

2 导致营养过剩。新妈妈吃鸡蛋过多，则摄取了过多的蛋白质，而蛋白质在体内没有被充分消化吸收。其实是一种浪费，而且由于摄入过多热量，容易导致肥胖。

3 导致营养不均衡。鸡蛋虽然营养丰富，但毕竟没有包括所有的营养素，不能取代其他食物，新妈妈吃鸡蛋过多会导致其他食物摄入减少，造成体内营养素的不平衡，从而影响健康。

鸡蛋怎么吃更营养

鸡蛋中的营养和消化吸收率会随着烹饪方法的不同而改变：煮鸡蛋中的营养可以被新妈妈100%吸收，炒鸡蛋吸收率为97%，煎鸡蛋为98%，炸鸡蛋为81%，生鸡蛋为30%~50%。由此可见，煮鸡蛋是最佳的烹饪方法，但对于脾胃虚弱的新妈妈，可以改为蛋花汤或鸡蛋羹，更容易消化。

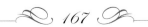

调理身心，轻松坐月子

月子里能吃蔬果吗

传统习俗认为：月子里不能吃蔬菜水果，因为产妇脾胃虚弱，生冷的蔬菜水果会影响肠胃，还可能伤了牙齿。其实，从现代科学的角度来看，月子里营养均衡更为重要，而且蔬果的生冷可以通过烹调方式来改变，比如蔬菜煮汤，水果加热一下再吃等。

为什么新妈妈需要进食蔬果

1 补充维生素。产后各种维生素的需要量比平时增加1倍以上，而维生素C在新鲜蔬菜和水果中含量最丰富。

2 蔬菜和水果的膳食纤维可改善产妇肠胃功能。膳食纤维不能被人体直接消化、吸收，但它吸水性强，在肠胃里体积增大，可促进肠胃蠕动，有利于排便通畅，并且能防止废物在肠道存留过久。

3 补充矿物质。新妈妈的身体需要很多矿物质，而蔬菜水果的矿物质含量相对比较丰富，尤其是钙和铁，其他矿物质如钾、镁、锌、碘也含量丰富。

吃蔬菜水果的注意事项

1 采取循序渐进的方法，慢慢增加蔬菜水果的量。

2 不要吃过凉的蔬菜和水果。

3 凉性水果易引起宝宝和新妈妈腹泻，新妈妈要根据自己和宝宝的身体状况酌情食用。

4 注意清洁卫生，蔬菜要洗净，水果要去皮后食用。

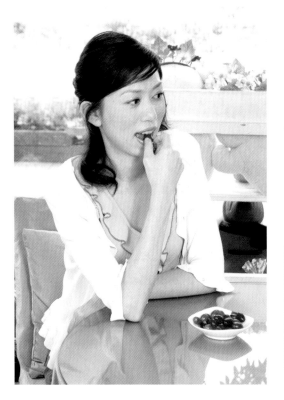

小贴士

水果和蔬菜有共同之处，又各有特点，两者不能互相替换。蔬菜是维生素和矿物质的主要来源，可以每餐食用。水果含糖量高，不宜过量食用。

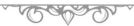

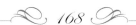

ξ 产后正确喝汤最养人

我们已经知道，很多汤含有丰富的营养，不仅利于体力恢复，而且有利于促进乳汁分泌，是新妈妈坐月子期间的最佳营养品，同时选择正确的汤对于防止产后肥胖，改善产后容颜都有极大的帮助。当然，不是所有的汤都适合产后喝，产后喝汤还需要注意时间、油腻度的问题。

产后应何时喝汤

肉汤中含有易于人体吸收的蛋白质、维生素、矿物质，对乳汁营养有很大的影响，新妈妈应注意喝汤时间。如果新妈妈乳汁分泌充分，就应该迟些喝汤，以免乳汁分泌过多造成乳汁淤滞；如果产后乳汁迟迟不下或者下得很少，就应早些喝点汤，以促使泌乳，满足宝宝的需要。

催乳类的汤千万不要急着喝，有的妈妈生完宝宝就开始喝催乳汤，其实新生儿吃得很少，并且吸吮母乳能力比较差，主要是在练习吸吮，并帮助妈妈疏通乳腺。一般催乳汤等到产后1周再喝比较妥当。

汤不宜太油腻

大家认为产妇喝汤应该越浓越好，油越多，营养就越丰富，因此把含有大量脂肪的猪脚汤、排骨汤、老母鸡汤等放在了重要位置。其实不然，新妈妈摄入的脂肪越多，乳汁中的脂肪含量也就越多。含有高脂肪的乳汁不易被新生儿吸收，往往引起新生儿腹泻。同时，产妇喝过多高脂肪的汤，也容易使身体发胖，还有可能使血脂升高。

因此，熬制肉汤不要过油，可以将熬制好后的汤放凉，等油凝固了，去除过多的油脂。新妈妈可以多喝一些富含蛋白质、维生素、钙、磷、铁、锌等营养的汤，如瘦肉汤、新鲜血汤、蔬菜汤和水果汁等，不但满足营养需要，还可防治产后便秘。

ξ 需要喝生化汤吗

生化汤是一种传统的产后方，有去旧生新的功效，具有活血化瘀、排出恶露的作用，可以帮助恶露排出，但是饮用要恰当，不能过量，否则有可能加大出血量，不利于子宫修复。

生化汤的做法

用煮过的挥发掉酒精的米酒水加几味中药煎成的中药汤，这些中药包括：当归40克（8钱）、川芎7.5克（1.5钱）、桃仁7.5克（1.5钱）、炙甘草7.5克（1.5钱）、炮姜7.5克（1.5钱）、益母草15克（3钱），可以去中药店配齐。

什么情况下可以服用生化汤

一般情况下，新妈妈无须服用生化汤，但如果出现下面的情况，可以征询医生的意

 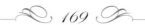
调理身心，轻松坐月子

见酌情食用：

如果新妈妈产后恶露不能排出或量少，或色紫暗夹有血块，或出现腹痛、发热等症，若经医生检查没有其他器质性病变，并经中医辨证属于血虚、血淤夹寒引起的产后腹痛，恶露不尽，可服用生化汤。

何时服用生化汤

一般自然分娩的新妈妈可以在产后3天开始服用，连服7~10帖，剖宫产新妈妈则建议最好推到产后7天以后再服用。连续5~7帖，每天1帖，每帖平均分成3份，在早、中、晚三餐前，温热服用。不要擅自加量或延长服用时间。

什么情况下不宜服用生化汤

生化汤虽有活血化瘀、排除恶露的作用，但其药性偏温，若新妈妈不分自身体质寒热虚实，盲目服用的话，很可能对身体不利。

1 恶露排出无异常的新妈妈则没有必要服用生化汤，否则会导致恶露排出不尽，不利于子宫的恢复。

2 当产后的恶露已经干净，没有血块时即可停止服用生化汤；新妈妈有感冒、发烧、乳腺炎等症状时也要停止服用。

3 分娩后，不宜立即服用生化汤，因为此时医生会开一些帮助子宫复原的药物，若同步饮用生化汤，会影响疗效并增加出血量。

ξ 产后何时喝姜汤

生姜是适宜新妈妈食用的，它可以驱除肠胃寒气，调理身体，促进恶露排出，但是喝姜汤应掌握好时机和度。

何时喝姜汤最合适

由于姜是辛温之物，可促进血液循环，过多食用会增加血性恶露，使恶露排不尽，子宫内膜修复不好，造成贫血，产后体弱，所以产后不能马上就吃姜或姜制品。一般产后10多天后才可食用。新妈妈可以自己观察，如果恶露转为颜色淡黄或白色，则此时是进食姜汤较理想的时机。

喝姜汤要有节制

要注意的是，姜汤不能食用过多，不能一天喝一大碗，通常隔天喝小半碗为宜；姜汤也不能太浓，每次放几片即可。如果感觉姜汤难喝，也可在熬鱼汤或肉汤时加入姜片。

饮用姜汤的时间不宜太长，一般可持续10天左右。新妈妈要注意随时观察恶露，如果恶露突然增多或颜色变鲜红，则应暂时停止或减少姜汤的分量。

此外，不宜晚上喝姜汤，古人云："早上吃姜，胜过吃参汤；晚上吃姜，等于吃砒霜。"因为姜有增强和加速血液循环、刺激胃液分泌、兴奋肠胃、促进消化等作用，早上吃一点姜，对健康有利，但晚上吃，会让人上火，劳命伤身。

ξ 坐月子吃海鲜辩证看

有的新妈妈本身比较喜欢吃海鲜，有的新妈妈是坐月子期间亲友送了不少海鲜，比如大闸蟹、大虾这类美味食物，这时新妈妈通常都会担心：坐月子期间能吃海鲜吗？

吃海鲜的情况要根据妈妈各自的情况来看，没有固定的标准答案。

1 有医生觉得海鲜属于凉性食品，在坐月子期间，最好少吃，甚至不吃。对于新妈妈来说，只要本身对海鲜不过敏就没有太大问题，如果新妈妈身体一直都很健康，可以适当吃一些海鲜。海鲜中含有丰富的蛋白质以及钙质，产妇吃是很有营养的，对乳汁质量及产后身体恢复没有什么影响。

2 吃过海鲜后，新妈妈一定要注意观察一下宝宝的排便情况或者身体有无起疹子等异常情况，如果宝宝出现过敏或者拉肚子的现象，表示新妈妈不适宜吃海鲜，新妈妈需要调整饮食，假如宝宝没有异常，新妈妈就不必过于担忧吃海鲜对宝宝的影响。

3 当然，即便可以吃海鲜，也不应该大吃特吃，宝宝吃奶后容易出现或者加重湿疹，再者新生儿体质弱，而海鲜属于发物，所以哺乳的新妈妈还是要有一个度，有些性质温和的海鲜，比如海鱼类，每周最多食用1~2次，每次100克以下，而且不要吃金枪鱼、剑鱼等含汞量高的海鱼。

4 因为各人体质不一样，若是过敏体质的新妈妈，最好还是别吃海鲜。虾蟹相对来说更容易引起过敏，即使是不过敏的体质，有的哺乳妈妈吃后也可能引起自己或者宝宝过敏。

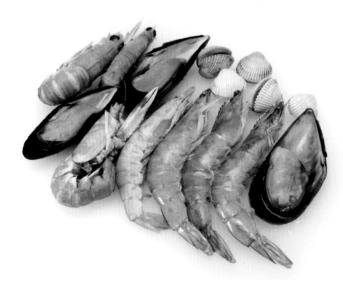

调理身心，轻松坐月子

 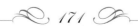

ξ 有助于排出恶露的食物

宝宝出生后，胎盘也随之娩出，之后阴道会排出一些棕红色的液体，其中含有血液、坏死的蜕膜组织、细菌及黏液等，这就是常说的"恶露"。恶露排出后新妈妈的身体基本上也能恢复得差不多了，在坐月子期间可以通过吃某些食物来帮助尽早排出恶露。

1 山楂。山楂不仅能够帮助新妈妈增进食欲，促进消化，还可以散瘀血。

2 红糖。红糖有补血益血的功效，可以促进恶露不尽的新妈妈尽快化瘀，排尽恶露。

3 莲藕。藕具有清热凉血，活血止血的作用，适合产后恶露不尽的产妇食用，可以帮助改善症状。

排恶露食谱

山楂粳米粥

原料：山楂30克，粳米60克。

做法：

1 将山楂和粳米分别洗净待用。

2 锅中放入适量的水，加入山楂烧开，小火炖10分钟后取汁去渣。

3 加入粳米同煮成稀粥后即可。

功效：

山楂中含有蛋白质、碳水化合物、粗纤维、钙、磷、铁、维生素C及胡萝卜素、尼克酸等营养成分，含钙量居鲜果榜首，对新妈妈产后滞血痛胀和产后腹痛，恶露不下，具有一定的缓解作用。

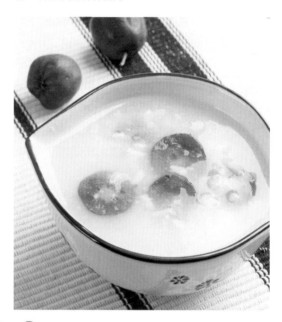

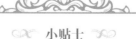

小贴士

如果新妈妈子宫收缩较好，恶露的颜色和量都正常的话，就要停止食用这类食材了，因为这些食物食用时间过长，会使恶露增多，导致慢性失血性贫血，而且会影响子宫恢复以及新妈妈自身的健康。

调理身心，轻松坐月子

适合催乳的食谱

鲫鱼菜花羹

原料： 鲫鱼2条（约800克），菜花100克，香葱末、生姜各适量。

调料： 胡椒粉、精盐、香油各适量。

做法：

1. 将鲫鱼宰杀，用盐水浸泡5分钟，去鳞、鳃及内脏，洗净；菜花去杂质，洗净，切成小块；生姜去皮，洗净后切片。

2. 炒锅上火，加油烧热，下姜片炝锅，放入鲫鱼煎至两面微黄，加适量开水煮半小时。

3. 下香油、菜花煮熟，加胡椒粉、精盐调味，撒香葱末即成。

功效： 菜花富含维生素C，具有提高人体免疫功能，促进肝脏解毒，促进伤口恢复，增加抗病能力等作用。

软烂猪肘

原料： 大枣500克，猪肘100克，黑木耳20克，鲜汤适量。

调料： 精盐适量。

做法：

1. 将猪肘刮去毛洗净；将洗净的猪肘放入水中煮开，除去腥味，取出。

2. 取砂锅，放入猪肘，加水适量，放入大枣及浸发的黑木耳。

3. 小火煨煮，待猪肘熟烂，汤汁稠浓时，加入盐、鲜汤即可。

功效： 黑木耳含有丰富的铁质、纤维素等。此汤能够给新妈妈提供全面的营养，还能补气血，固表止汗，缓解产后腰腹坠胀、通乳。

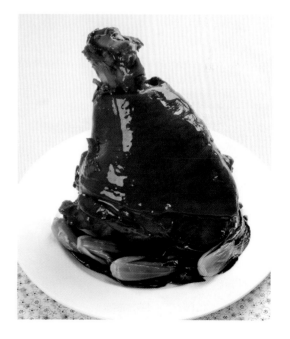

调理身心，轻松坐月子

猪手茭白汤

原料：猪手200克，茭白100克，姜片、葱段各适量。

调料：料酒、精盐各适量。

做法：

1 猪手用沸水汆烫后刮去浮皮，拔去毛，洗净；茭白削去粗皮，切片。

2 汤锅置火上，加适量清水，放入猪手，加入料酒、姜片、葱段各适量，大火煮沸，撇去浮沫，改用小火炖至猪手酥烂，最后投入茭白片，再煮5分钟，加入精盐即可。

功效：猪手有强腰、通乳的功效，可用于肾虚所致的腰膝酸软和产妇产后缺少乳汁之症。猪手与茭白搭配通乳效果更好。

猪蹄通草粥

原料：猪蹄500克，粳米100克，通草、漏芦各3克，葱白适量。

调料：香油、精盐各适量。

做法：

1 将通草和漏芦一起放入砂锅，加适量清水煎出200毫升左右的药汁，去渣取汁备用。猪蹄去毛洗净，切成小块。葱白洗净，切小块备用。

2 将猪蹄块、葱白块、粳米一起放入锅中，加入煎好的药汁，按常法煮成粥。

3 滴入香油，加入盐调味，即可食用。

功效：通草具有清势利水的功效，主治产后乳少，乳汁不下；猪蹄有壮腰补膝和通乳之功，可用于肾虚所致的腰膝酸软和产妇产后缺少乳汁之症。因此，新妈妈可常吃此粥，至乳多为止。

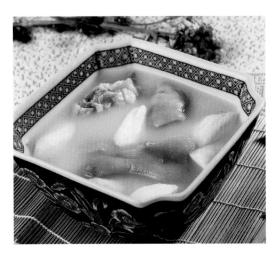

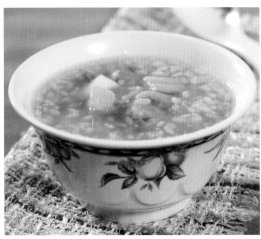

羊肉当归汤

原料：羊肉400克，当归20克，生姜片适量。

调料：盐、料酒、酱油各适量。

做法：

1 把当归洗净，切成片。羊肉剔去筋膜，剁成小块放入沸水中焯去血水。

2 在砂锅中加入适量清水，放入当归片、羊肉块、生姜片、料酒、酱油，用大火煮沸，去浮沫，改用中火煲至羊肉熟烂，加盐调味。

功效：当归性温，有滋阴补血，润肠通便的作用。羊肉中含有丰富的蛋白质、脂肪、碳水化合物、钙、磷、铁、胡萝卜素及B族维生素。此汤适合妈妈们分娩后血虚乳少，恶露不止等症状。

三鲜豆腐

原料：豆腐、蘑菇各250克，胡萝卜、油菜各100克，海米10克，姜、葱、高汤各适量。

调料：水淀粉、酱油、精盐各适量。

做法：

1 将海米用温水泡发，洗干净泥沙；豆腐洗净切片，投入沸水中汆烫一下捞出，沥干水备用。

2 将蘑菇洗净，放到开水锅里焯一下，捞出来切片；胡萝卜洗净切片；油菜洗净，沥干水；葱切丝、姜切末。

3 锅内加花生油烧热，下入海米、葱丝、姜末、胡萝卜片煸炒出香味，加入酱油、盐、蘑菇片翻炒几下，加入高汤。

4 放入豆腐，烧开，加油菜，烧沸后用水淀粉勾芡即可。

功效：豆腐和海米都是含钙丰富的食物，胡萝卜、油菜则可以为妈妈补充丰富的维生素。豆腐中的植物蛋白和海米中的动物蛋白搭配，能够提高两者的吸收利用率。

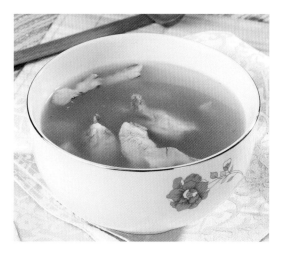

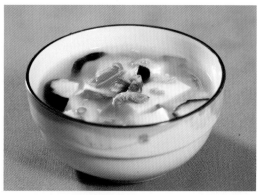

调理身心，轻松坐月子

虾肉丝瓜汤

原料：鲜虾100克，丝瓜150克，姜丝、葱末各适量。

调料：精盐适量。

做法：

1 将鲜虾去须及足，洗净，加少许精盐拌匀，腌10分钟；丝瓜刨去外皮，洗净，切成斜片。

2 锅置火上，倒入植物油烧热，下姜丝、葱末爆香，再倒入鲜虾翻炒几下，加适量清水煮汤，待沸后，放入丝瓜片，加少许精盐，煮至虾、丝瓜片熟即可。

功效：虾肉营养价值极高，与丝瓜同煮，具有疏肝气、行血脉、下乳汁的功效，适于产后肝郁气滞所致乳汁不下的妈妈食用。

萝卜焖羊肉

原料：羊肉、萝卜各500克，陈皮10克，葱段、姜片各适量。

调料：胡椒粉、精盐、料酒各适量。

做法：

1 将萝卜洗净，削去皮，切成块；羊肉洗净，切成块；陈皮洗净。

2 羊肉块、陈皮、葱段、姜片、料酒放入锅内，加适量清水，大火烧开，撇去浮沫，再放入萝卜块煮熟，加入胡椒粉、精盐调味，装碗即成。

功效：羊肉能御风寒，又可补身体，对气血两亏、产后身体虚亏等有治疗和补益效果，最适宜于冬季食用。但羊肉不好消化，搭配萝卜最好，因为萝卜中的芥子油和膳食纤维可促进胃肠蠕动。

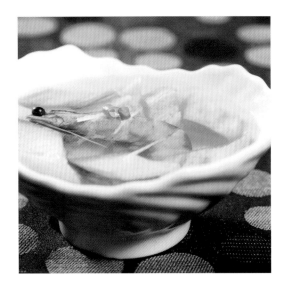

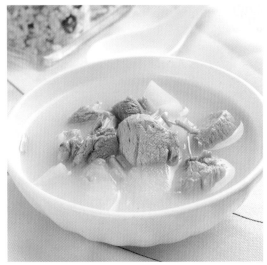

调理身心，轻松坐月子

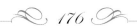

雪耳木瓜鱼尾汤

原料：油适量，水1500毫升，沙参25克，鲩鱼尾1条（约500克），木瓜1个（中等大小），雪耳1朵，姜3片。

调料：盐1/2汤匙。

做法：

1 木瓜削皮去籽，切块；鱼尾洗净去鳞。

2 起热锅，倒油，放姜片和鱼尾，将鱼尾两面煎至金黄，放两碗水稍煮。

3 煮沸瓦煲内的水，放入木瓜、雪耳、沙参，再倒入鱼尾和汤，文火煲1小时，下盐调味。

功效：本菜润泽、消食、催奶、舒筋活络、强壮筋骨；对胸腹胀满有辅助疗效；适合产后哺乳妇女喝。

黄花熘猪腰

原料：猪腰200克，干黄花菜100克，葱、姜、蒜各适量。

调料：水淀粉、精盐、白糖各适量。

做法：

1 将猪腰剔去筋膜和臊腺，洗净，切成小块，剞上花刀。

2 黄花菜用水泡发，撕成小条备用；葱洗净切段，姜切丝，蒜切片备用。

3 锅内加入植物油烧热，放入葱段、姜丝、蒜片爆香，再倒入腰花，煸炒至变色。

4 加入黄花菜、白糖、盐，煸炒片刻，用水淀粉勾芡即可。

功效：黄花菜具有清热利尿、养血平肝、利水通乳等功效，猪腰中含有丰富的蛋白质、维生素和矿物质，两者搭配食用，能够为妈妈补充丰富的营养，还能提高母乳的质量。

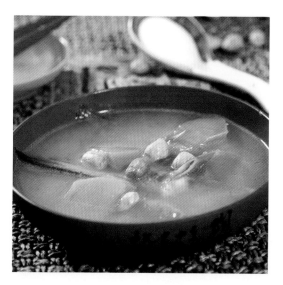

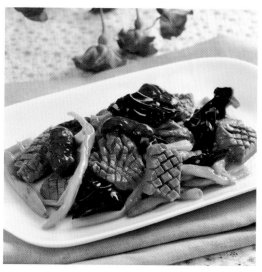

调理身心，轻松坐月子

Part 13

孕期不适与疾病的
饮食疗法

    怀孕后，为了满足胚胎及胎儿生长发育的需要，全身各系统会发生一系列适应性变化，这些变化多数都是生理性的不适症状，比如孕吐、便秘、腿抽筋、水肿、尿频等，不妨试试用食疗方来缓解。妊娠高血压、妊娠糖尿病等是孕期多发疾病，一旦发生，也要特别注意饮食上的应对方法。

孕吐

大多数孕妈妈在孕早期都会出现不同程度的呕吐症状，这属于早孕反应的一种现象，一般不需特殊治疗，多在妊娠12周前后自然消失。

ξ 调养原则

1 饮食应以富于营养，清淡可口，容易消化为原则，所吃食物先简单后多样化，尽可能按照孕妈妈自己的饮食习惯和爱好。

2 多喝水，多吃富含维生素的食物。

3 多吃一些较干的食物，如烧饼、饼干、烤馒头片、面包片等。

3 避免吃过于油腻、油炸、味道过重的食物。

4 避免咖啡、茶、薄荷等，这些刺激性的东西不仅对胎儿无益，还会增加早孕反应，所以尽可能远离。

ξ 调养美食

丁香炖雪梨

原料：雪梨200克，丁香25克，南北杏各15克。

调料：无。

做法：

1 雪梨洗净，去皮，挖出梨核。

2 将丁香、南北杏分别置于雪梨挖空处，梨置沸水锅隔水炖30分钟即可。

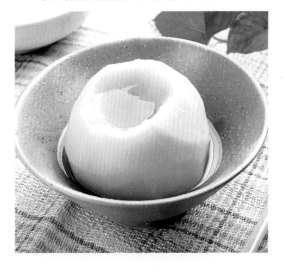

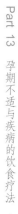

Part 13 孕期不适与疾病的饮食疗法

大枣生姜粥

原料：大米100克，大枣50克，生姜适量。

调料：红糖适量。

做法：

1 大米洗净，泡水1小时；生姜拍碎，加3碗水煮出味，制成姜汁。

2 深锅内加入姜汁、大枣、大米和适量水。

3 用小火慢慢炖煮至粥稠，再加入红糖煮10分钟即可。

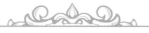

小贴士

生姜也是传统的治疗恶心、呕吐的食材，有"呕家圣药"之誉。孕吐严重的孕妈妈吃生姜有明显的止呕吐作用。大枣含有铁质，可以补血，还含有丰富的维生素A、维生素C等营养素，有助加速血气运行，减少瘀血积聚，对孕妈妈和胎宝宝都是大有益处的。

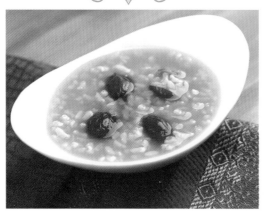

三蔬一果蜜饮

原料：芹菜200克，卷心菜叶150克，胡萝卜50克，苹果100克。

调料：蜂蜜适量。

做法：

1 将卷心菜叶洗净；胡萝卜洗净，去皮切块；芹菜择洗干净，切段；苹果洗净，去皮、核、切块。

2 将4种果菜同入榨汁机取鲜汁，加入适量蜂蜜调匀即可。

虾米莲藕

原料：鲜藕500克，虾米50克，花椒、鲜汤各适量。

调料：醋、精盐、香油各适量。

做法：

1 将鲜藕去皮洗净，切片，再用凉水洗一下，捞出控水。

2 虾米用温水泡透洗净。

3 炒锅置火上，倒油烧热，投入花椒炸一下取出，放入藕片、虾米煸炒，加入醋、鲜汤、精盐，快速翻炒至熟，淋入香油，装盘即可。

苹果酸奶

原料：苹果100克，酸奶250毫升。

做法：

1 苹果洗净，去皮，去核，切成小块，放入锅中，加少许水大火煮熟。

2 煮好的苹果放入盘中，浇上酸奶即可。

 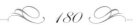

腿抽筋

一般在妊娠3~8个月的时候，孕妈妈可能会发生小腿抽筋的现象。这主要有以下几个原因：一是为了胎儿的生长发育，孕妈妈需要较常人更多的钙，尤其在孕中晚期，每天钙的需要量增为1200毫克，如果饮食中摄取钙不足，容易引起小腿抽筋；二是孕期孕妈妈的体重不断增加，双腿负担加重，腿部的肌肉经常处于疲劳状态，从而引起抽筋。

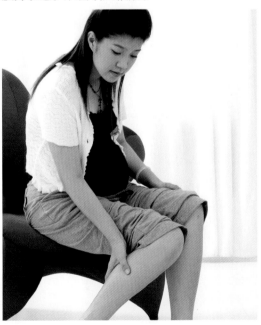

调养原则

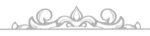

平时多吃牛奶、虾皮、豆制品、海带、紫菜、坚果、芝麻酱等含钙丰富的食物和奶油、蛋黄、动物肝脏等维生素D含量丰富的食物。

调养美食

骨菇汤

原料： 猪骨、乌鱼骨各250克，香菇50克，葱末、姜片各适量。

调料： 精盐适量。

做法：

1 猪骨、乌鱼骨洗净，砸碎，加适量清水，烧至汤呈白色，加精盐少许调味，弃渣留汤。

2 香菇洗净，切成片，放入骨头汤中，加入姜片、葱末，小火煮沸15分钟即可。

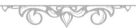

◆ 小贴士 ◆

此汤鲜香味美，含有多种营养成分，钙的含量尤为丰富。

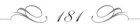

Part 13 孕期不适与疾病的饮食疗法

鲜虾汤

原料： 鲜虾250克，娃娃菜150克。

调料： 精盐、香油各少许。

做法：

1 虾剪去须，洗净；娃娃菜洗净，切条。

2 炒锅上火，放油烧热，下虾烹炒，再加入娃娃菜稍炒，加水烧沸至熟，加精盐、香油调味即可。

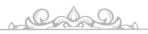

小贴士

汤中还可以加入豆腐，有降脂、降压、减肥、补钙的功效，另外，煮汤时加少许桂皮能令汤汁更鲜美。

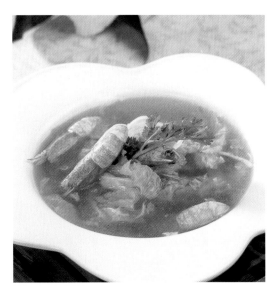

鹌鹑豆腐

原料： 豆腐（南）150克，鹌鹑肉50克，番茄、青椒各20克，水发木耳10克，葱末、姜末、水淀粉、高汤各适量。

调料： 酱油、精盐、料酒各适量。

做法：

1 将豆腐碾压成细末；鹌鹑肉洗净剁碎；木耳洗净撕成小块；番茄洗净切块；青椒去籽洗净切块。

2 将鹌鹑肉和豆腐一起放入碗中，加盐、料酒、葱末、姜末、水淀粉各适量搅成糊状。

3 起锅热油，将鹌鹑豆腐糊用羹匙舀成鹌鹑蛋状，逐个放入热油中炸透呈浅黄色。

4 锅内留油烧热，下葱末、姜末炝锅，下番茄、青椒、水发木耳煸炒片刻，放入高汤、料酒、酱油、精盐烧开。

5 放入鹌鹑豆腐，用水淀粉勾芡即可。

小贴士

市场上的豆腐有老豆腐和嫩豆腐两种，老豆腐用石膏或盐卤做凝固剂，因而含钙量会更高一些。

黄豆炖排骨

原料：黄豆100克，猪排骨300克，青蒜末、葱段、姜片各适量。

调料：料酒、酱油、精盐各适量。

做法：

1 黄豆去杂洗净，下锅煮熟；排骨洗净，砍成小块。

2 锅内加入适量清水，加入排骨、葱段、姜片、料酒、酱油，大火烧沸后，改用小火炖，加精盐、黄豆，炖至肉熟烂入味，盛出后撒上青蒜末即可。

∽ 小贴士 ∾

猪排中含有丰富的优质蛋白质、脂肪和钙，黄豆与其搭配食用，能够为孕妈妈提供丰富的营养。

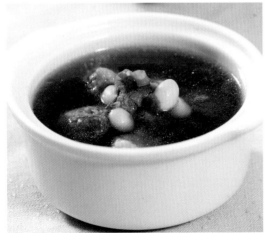

紫菜墨鱼丸汤

原料：墨鱼肉150克，猪瘦肉750克，紫菜25克，葱花、淀粉、香菜各少许。

调料：精盐各少许。

做法：

1 紫菜用清水泡发，洗净；墨鱼肉和猪瘦肉分别洗净，剁成肉泥，加淀粉、精盐拌匀后捏成直径3厘米的丸子。

2 起锅热油，放入丸子炸至金黄色，捞出沥油。

3 另起锅，放清水烧开，放入丸子、紫菜烧开，改小火煨10分钟，撒入葱花、香菜即可。

∽ 小贴士 ∾

鱼肉细嫩，炸丸子时油不能过热，火不要太大，否则容易炸糊。

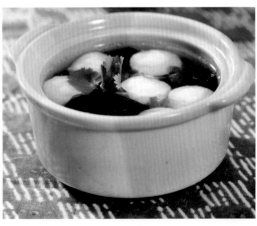

Part 13 孕期不适与疾病的饮食疗法

水肿

多数孕妈妈在怀孕期间都有水肿的情况出现，尤其是在怀孕7~8个月之后，症状会更加明显。这主要是由于随着胎儿的生长发育，不断增大的子宫压迫到了下腔静脉，使血液循环回流不畅，血管内的液体成分渗出血管，积聚在组织间隙中导致的。孕期水肿是正常的生理现象，不必过度担心。

ξ 调养原则

1 多吃一些利尿消肿的食物，如红豆水、冬瓜鲤鱼汤(清汤、无盐)等，还应注意营养搭配，多吃蔬菜水果。

2 不要摄入过高的盐分，每日盐分的摄取量需控制在10克以下。同时不要吃腌渍和烟熏食物，如泡菜、咸鱼、熏肉等。

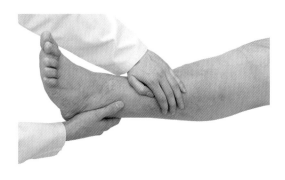

ξ 调养美食

冬瓜红豆粥

原料：冬瓜300克，粳米、红豆各50克。

调料：香油适量。

做法：

1 冬瓜洗净切块；红豆浸泡4小时；粳米淘洗干净。

2 将冬瓜块、红豆、粳米放入锅内，加适量的水煮成粥，加香油调味即可。

冬菇扒茼蒿

原料：茼蒿400克，冬菇100克，葱段、蒜片各10克，水淀粉适量。

调料：香油、料酒、精盐适量。

做法：

1 将茼蒿洗净切段，投入沸水中焯一下，沥干；将冬菇洗净，切成小片。

2 锅中加植物油，烧至七成热，下入葱段、蒜片爆香，再放入冬菇，翻炒至断生，下入茼蒿，加入料酒、精盐，煸炒至熟。用水淀粉勾芡，淋入香油，出锅即可。

Part 13 孕期不适与疾病的饮食疗法

红绿雨丝盘

原料： 番茄300克，菠菜50克，粉丝25克。

调料： 白糖、醋、精盐各适量。

做法：

1 粉丝放入沸水锅，煮熟，捞出过凉，沥水后切成6厘米长的段，放在碗内加少许精盐拌匀。

2 菠菜洗干净后放入沸水烫过，捞出沥干，切段用少许精盐拌匀；番茄洗烫之后，去皮，去蒂切片。

3 取干净平盘，先铺上粉丝。再排上番茄，撒上菠菜段、白糖，浇上醋即成。

茯苓红小豆包

原料： 面粉500克，红小豆100克，茯苓15克。

调料： 白糖50克。

做法：

1 茯苓、红小豆烘干，研成细粉，加入白糖，上笼蒸熟。

2 面粉加水和适量发酵粉，揉成面团，搓面剂子（每个20克），擀成包子皮。

3 把红小豆、茯苓、白糖馅放入面皮，逐个包成包子生坯，摆入蒸笼内，武火蒸15分钟即成。

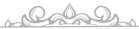

小贴士

茯苓具有渗湿利水、健脾和胃、宁心安神的功效，还可治小便不利、水肿胀满等症状。

冬瓜鲤鱼汤

原料： 鲤鱼400克，冬瓜200克，茯苓、大枣、枸杞各10克，姜片适量。

调料： 精盐适量。

做法：

1 大枣洗净，与茯苓、枸杞一起用纱布包好，放入锅中；鲤鱼洗净，取鱼肉切片。

2 冬瓜去皮切块，和姜片、鱼骨一起放入药材锅中，加水1碗，用小火煮至冬瓜熟透，放入鱼片，转大火煮沸，加精盐调味，去除药包即可。

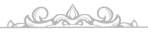

小贴士

鲤鱼有滋补健胃、利水利尿、消肿通乳、清热解毒等功效；冬瓜有利尿消肿、清胃降火及消炎的功效。

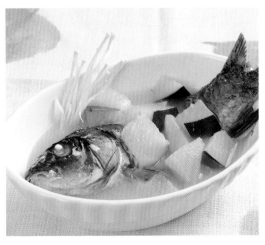

Part 13 孕期不适与疾病的饮食疗法

尿频

整个怀孕过程中，孕早期和孕晚期最容易发生尿频现象。孕早期的尿频是因为子宫在盆腔中占据大部分位置，直接压迫膀胱而引起小便次数增多所致。孕晚期的尿频，则是由下降到骨盆内的胎儿压迫膀胱引起，生产后就会消失。

ε 调养原则

1 平时要适量补充水分，但不要过量喝水，临睡前1~2小时内最好不要喝水。有了尿意应及时排尿，切不可憋尿。

2 不要吃辛辣刺激的食物，可以在医生的指导下适当服用补肾中药如枸杞、何首乌、补肾益寿胶囊、六味地黄丸等，以保持内分泌功能正常。

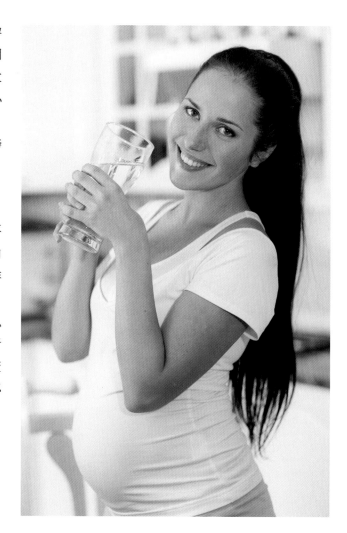

ξ 调养美食

鱼肉水饺

原料：面粉500克，鲜鱼肉300克，韭菜50克。

调料：精盐、香油各适量。

做法：

1. 鱼肉洗净，切碎，剁成泥；韭菜洗净，剁碎。

2. 鱼肉糊中放入韭菜、精盐、香油，搅匀成馅料。

3. 面粉用温水和成面团，揪成小块，擀成小圆片，加馅料包成小饺子，下沸水锅中煮熟，捞出即可。

滋补羊肉汤

原料：羊肉350克，枸杞30克，高汤、葱段各适量。

调料：精盐、香油各适量。

做法：

1. 将羊肉洗净，切片焯水；枸杞浸泡洗净。

2. 净锅上火，倒入高汤，下入葱段、羊肉片、枸杞、煲至熟，调入精盐，淋入香油即可。

小贴士

这道菜补益肝肾，生精养血。

板栗烧牛肉

原料：牛肉500克，板栗肉200克，胡椒粉、姜片、葱段各适量

调料：精盐、料酒、糖色各适量。

做法：

1. 牛肉洗净，入沸水锅中氽透，切成长块。

2. 锅置火上，倒油烧热，下板栗炸2分钟，再将牛肉块炸一下，捞起，沥去油。

3. 锅中留油，入葱段、姜片炒出香味时，下牛肉、料酒、糖色、清水。

4. 烧开后撇去浮沫，改用小火慢炖20分钟，下板栗烧至肉烂收汁，加精盐、胡椒粉调味即可。

小贴士

牛肉中含有的锌元素，能提高男性精子的质量。具有滋阴壮阳，强身健体的功效；板栗称为"肾之果"，能补脾健胃、补肾强筋、活血止血，对肾虚有良好的疗效。

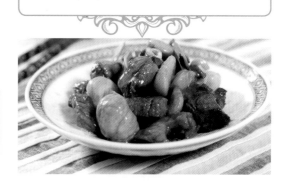

Part 13 孕期不适与疾病的饮食疗法

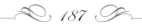

妊娠糖尿病

妊娠糖尿病是指怀孕期间，由于孕妇体内不能产生足够的胰岛素，使血糖升高引起的临时性糖尿病。妊娠糖尿病的典型症状是吃多、喝多、尿多、体重减轻，同时伴有呕吐的"三多一少"症状，大多发生在怀孕后第28周左右。

ξ 调养原则

1 正确摄取糖类，尽量避免加有蔗糖、砂糖、果糖、葡萄糖、冰糖、蜂蜜、麦芽糖之含糖饮料及甜食。

2 多食用膳食纤维。膳食纤维可延缓糖的吸收，降低血糖、血脂等，糖尿病患者每日膳食纤维摄入量以30克左右为宜。

3 注意餐次分配。建议少量多餐，可以将每天应摄取的食物分成5~6餐。特别要避免晚餐与隔天早餐的时间相距过长，睡前可以适当补充些点心。

4 饮食应清淡，不要摄入过多的盐分，糖尿病患者每天食盐的摄入量应控制在6克以内。

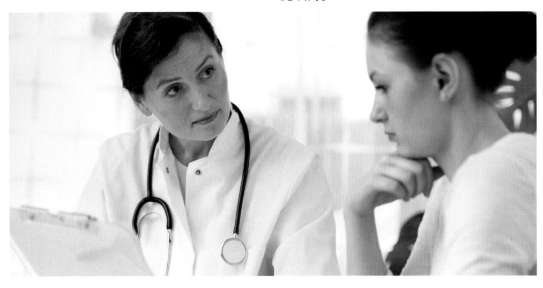

调养美食

牡蛎鲫鱼汤

原料：鲫鱼400克，牡蛎肉100克，豆腐100克，青菜叶50克，鸡汤适量，姜、葱各适量。

调料：精盐、酱油、料酒各适量。

做法：

1 鲫鱼去鳞、鳃、内脏，洗净；豆腐切长块；姜切片；葱切花；青菜叶和牡蛎肉洗净。

2 酱油、精盐、料酒调汁，抹在鲫鱼身上。

3 将鱼放入炖锅内，加入鸡汤，放入姜、葱和牡蛎肉，烧沸，加入豆腐，文火煮30分钟后下入青菜叶，再稍煮即可。

小贴士

鲫鱼汤能清热、宽肠、通便，且汤味十分清润可口，还有降血糖的作用。

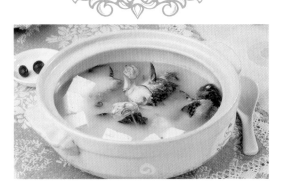

肉片苦瓜

原料：苦瓜100克，瘦猪肉25克，葱花、姜末各适量。

调料：精盐适量。

做法：

1 苦瓜洗净，去蒂除籽，切片；瘦猪肉洗净，切片。

2 锅置火上，倒入适量植物油，加葱花、姜末炒香，放入肉片煸熟，淋入适量清水，放入苦瓜片炒熟，用精盐调味即可。

枸杞炖兔肉

原料：兔肉250克，枸杞15克。

调料：精盐适量。

做法：

1 兔肉洗净，切小块备用。

2 将枸杞、兔肉一起放入锅中，加适量清水炖煮，待兔肉熟后，加入适量精盐，稍煮即可。

玉米菠菜粥

原料：玉米面100克，菠菜50克。

调料：精盐、香油适量。

做法：

1 玉米面用冷水调成糊；菠菜择洗干净，切段，入沸水中略焯，捞出沥水。

2 锅置火上，加入适量清水烧沸，淋入玉米糊烧沸，小火煮成稠粥。

3 撒入菠菜，调入适量精盐，淋入香油搅匀即可。

Part 13 孕期不适与疾病的饮食疗法

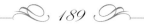

妊娠高血压

妊娠高血压综合征是一种常见的孕期疾病，以高血压、水肿、蛋白尿为主要症状，主要发生在怀孕24周以后，怀孕32周后是本病的高发期。一般来说身体矮胖、贫血、有高血压家族史、羊水过多、年轻初产妇或高龄初产妇、怀有双胞胎或葡萄胎的孕妇、患有慢性肾炎或糖尿病的孕妇，都是妊娠高血压综合征的易发人群。

ξ 调养原则

1 控制食物的摄入总量。一般，孕妈妈摄入热能应以每周增加体重500克为宜。

2 控制钠盐的摄入。有妊高征的孕妈妈应每天限制在3~5克以内。

3 补充含钙丰富的食物。最好多吃含钙丰富的食品，如奶制品，也可适当补充钙剂。

4 补充蛋白质。应及时摄入优质蛋白，如牛奶、鱼虾、鸡蛋等，每日补充的蛋白质最高可达100克。

5 补充锌、维生素C和维生素E。妊高征的孕妈妈血清锌的含量较低，维生素C和维生素E能降低妊高征的反应，需要适当补充。

6 减少动物脂肪的摄入。炒菜最好以植物油为主，每日20~25克。

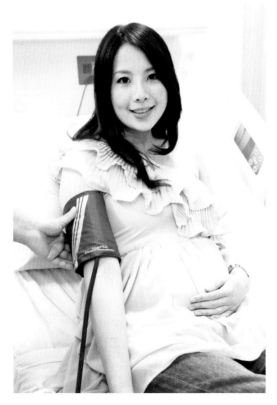

ξ **调养美食**

芹菜炒鳝鱼

原料：鳝鱼肉150克，芹菜100克，蛋清适量。

调料：料酒、精盐、淀粉、水淀粉各适量。

做法：

1 芹菜择洗干净，切成段；蛋清和淀粉调成蛋清糊。

2 鳝鱼肉洗净，切片，用盐、料酒、蛋清糊上浆。

3 锅置火上，放油烧热，下鳝鱼片划散，放入芹菜，翻炒至熟，用水淀粉勾薄芡即可。

鱿鱼汤

原料：熟火腿片300克，干鱿鱼200克，冬菇100克，青菜心50克，碱水、高汤适量。

调料：精盐、香油、酱油各适量。

做法：

1 将干鱿鱼洗干净，放入碱水内浸泡一夜，捞出洗净，切块；冬菇洗净，切片；青菜心洗净。

2 将高汤倒入锅内，下鱿鱼块、火腿片、冬菇片、青菜心及酱油、精盐，用大火煮沸，起锅装入大碗中，淋入香油即可。

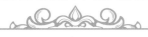

◆◇ 小贴士 ◇◆

这道菜高蛋白、低脂肪，清淡而不腻，滋养而不燥，适宜各种类型妊高征孕妈妈食用。

糖醋银鱼豆芽

原料：黄豆芽300克，鲜豌豆、胡萝卜各50克，银鱼20克，葱花10克。

调料：醋、白糖、精盐各少许。

做法：

1 将银鱼洗净，投入沸水中余烫一下，捞出来沥干水。

2 将豌豆煮熟，过一遍凉水，沥干水；黄豆芽洗净；胡萝卜洗净切丝。

3 将白糖、醋、精盐放入一个碗里，兑成调味汁。

4 锅内加入植物油烧热，放入葱花爆香，倒入黄豆芽、银鱼及胡萝卜丝略炒。

5 加入煮熟的豌豆，翻炒几下，倒入调味汁略炒即可。

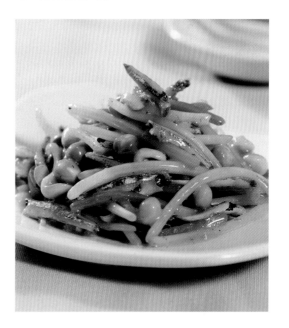

 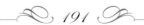

Part 13 孕期不适与疾病的饮食疗法

冬笋香菇炒白菜

原料：白菜200克，干香菇25克，冬笋20克，肉汤适量。

调料：精盐适量。

做法：

1 将白菜洗好，切成约3厘米长的段；干香菇用温水泡开，去蒂切成小块；冬笋去掉外皮，洗净，切成长方薄片。

2 油锅熬热后先炒白菜，再加肉汤或水，放入香菇及冬笋，盖上锅盖烧开。

3 放入精盐，改用小火焖软即成。

❦ 小贴士 ❧

孕妈妈吃这道菜有降低胆固醇、降血压的作用。秋冬季节寒冷干燥的天气对皮肤的伤害极大，大白菜中含有丰富的维生素，多吃大白菜，还可以起到很好的护肤和养颜效果。

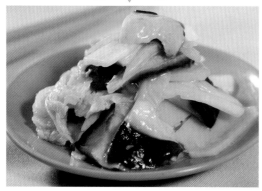

天麻鸭子

原料：鸭子半只（约500克），天麻片6克，生地片10克。

调料：精盐适量。

做法：

1 鸭子去内脏，洗净，剁成小块。

2 将鸭块与天麻片、生地片一起放入砂锅，加适量清水，共炖至鸭肉烂熟。

3 加入少许精盐调味即可。

❦ 小贴士 ❧

食肉饮汤，宜常服。可以平肝滋阴，主治以头晕、头痛、抽搐为主要症状的阴虚阳亢型妊娠高血压综合征。

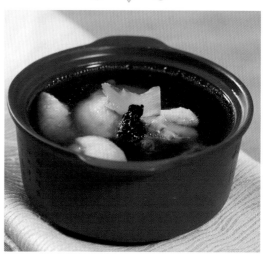

感冒

在怀孕期间，孕妈妈的鼻、咽、气管等呼吸道黏膜肥厚、水肿、充血，抗病能力下降，所以容易感冒。如果感冒一定要去医院就诊，分清是普通型的小感冒，还是病毒性的流行性感冒。如果是一般的小感冒，建议用物理治疗的方式，如：通过保持充足睡眠、注意保暖、多喝白开水、多吃水果和绿色蔬菜等方式来治疗。但如果患的是流行性感冒，并伴随出现发烧等现象，则要在医生指导下，进行针对性的治疗。

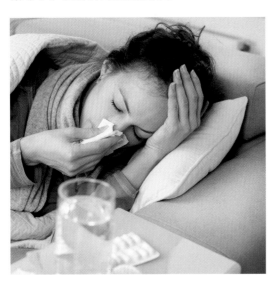

调养原则

1 多吃含维生素多的蔬菜、水果和蛋白质含量高的食物，因为这些食物能促进细胞正常代谢，增强机体免疫力。

2 多饮水，多排尿，及时排出体内毒素，有助于抵抗感冒病毒的侵袭。

3 选择容易消化的流质饮食，如菜汤、稀粥、蛋汤、蛋羹、牛奶等，并保证身体水分的供给，饮食应清淡少油。

调养美食

鸭梨粥

原料：鸭梨200克，大米100克。

调料：无。

做法：

1 鸭梨洗净去核，切小块。

2 炖锅内加水500毫升，下入鸭梨块，水煎30分钟，去渣取汁。

3 将大米放入汁液中，用梨汁小火煨粥20分钟即可。

薄荷大米粥

原料：大米100克，新鲜薄荷30克。

调料：冰糖适量。

做法：

1. 将薄荷洗净，加水煎汤（不宜久煎，一般2~3分钟即可），去渣取汁。

2. 大米淘洗净，放入锅中，加水适量，小火煮粥，待粥将熟时，加入冰糖及薄荷汤，煮熟即可。

> **小贴士**
>
> 薄荷可提神醒脑、镇静情绪、疏散风热、清利头目、利咽透疹、疏肝行气。可治外感风热、头痛、目赤、咽喉肿痛。

菊花核桃仁粥

原料：大米100克，菊花、核桃仁各15克。

调料：冰糖适量。

做法：

1. 菊花洗净，去杂质；核桃仁洗净；大米淘洗干净。

2. 锅置火上，放入大米、菊花、核桃仁，加入适量水，先以大火煮沸再转小火熬煮约45分钟。

3. 待米烂粥稠时加入冰糖，搅拌均匀即可食用。

姜糖茶

原料：生姜10克，红糖15克。

做法：

1. 生姜洗净，切丝。

2. 将生姜丝放入水杯中，用沸水冲泡，盖盖浸泡5分钟，再调入15克红糖，趁热服。

> **小贴士**
>
> 生姜具有祛风、散寒、解表的作用，此汤适合风寒感冒者食用。

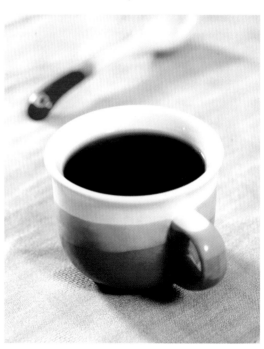

便秘

孕期，由于体内胃酸分泌减少，胃肠道平滑肌张力降低，蠕动减弱，所以极易发生便秘。怀孕后期，胎儿和子宫日益增大会对孕妈妈的直肠产生机械性压迫，也会引起便秘。

便秘不仅会使孕妈妈的体内毒素增加，还会造成新陈代谢紊乱和内分泌失调，出现食欲减退、精神委靡、头晕、乏力、皮肤长斑、瘙痒、肤色黯淡、头发枯干等不适。如果便秘的时间过长，还可能导致贫血和营养不良。

调养原则

1. 多吃富含维生素和膳食纤维的水果蔬菜食物，如各种谷类、薯类、豆类等。

2. 每天起床后空腹饮一杯温开水等措施都可以帮助妈妈排便。

3. 酸奶、蜂蜜水有助于缓解便秘。

4. 如果便秘很严重，也可以在医生的指导下服用果导片、麻仁滋脾丸等具有温和通便作用的药物，或使用开塞露或甘油栓通便。切不可私自使用泻药通便，以防出现流产和早产。

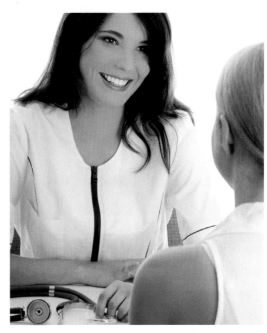

调养美食

番薯生姜糖水

原料：番薯500克，姜片适量。

调料：红糖适量。

做法：

将番薯削皮，切成小块，加适量水煮熟，加入姜片、红糖，再煮片刻即可。

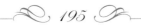

山药玉米粥

原料： 玉米200克，山药150克。

调料： 蜂蜜30克。

做法：

1 将山药削皮洗净，切成小丁。

2 锅内加适量水，烧开后撒入玉米（边撒边拌，以防粘连），煮至五成熟时加入山药丁，再煮至粥熟，调入蜂蜜即成。

红薯粥

原料： 新鲜红薯150克，粳米100克，白糖适量。

做法：

1 红薯洗净切成小块，粳米淘洗干净。

2 锅内加适量清水，放入红薯、粳米同煮为粥，快熟时加适量白糖搅匀调味，再煮片刻即可。

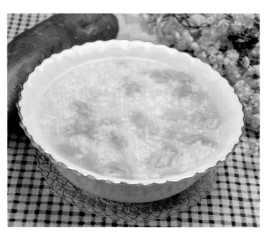

雪梨炖罗汉果川贝

原料： 雪梨150克，罗汉果、川贝母适量。

调料： 蜂蜜、冰糖少许。

做法：

1 雪梨去皮和核，切成小块；罗汉果洗净，剥去外壳；川贝母洗净。

2 将雪梨块、罗汉果、川贝母同放在小盆内，加入冰糖、蜂蜜和1碗水。

3 入锅隔水蒸1小时，取出凉温，调入蜂蜜即可。

❧ 小贴士 ❧

蜂蜜有润肠通便的作用，孕妈妈常吃这道菜可以预防便秘。

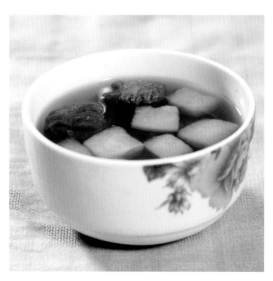

失眠

有好的睡眠才会有好的健康，但是失眠往往会影响到孕妈妈的孕期健康。一般说来到怀孕的第13~14周时，孕妈妈的睡眠会明显减少。在妊娠的后12周内，由于胎儿增大，子宫体积日渐膨胀，孕妈妈也容易出现入睡困难、夜里醒转次数增加的情况。孕期失眠、情绪不好，可以长期影响内分泌系统，对胎儿和孕妈妈都会产生不良影响。

调养原则

1　多吃蔬菜水果，多吃补脑安神的食品，如小米、红枣、核桃等。

2　牛奶、土豆、面条或蔬菜加少许鸡肉或鱼肉，这些食物能促使大脑分泌一种称为血清素的激素，其具有放松、安神作用。

3　含镁丰富的香蕉、燕麦片、茄子、番茄、芹菜也有助于睡眠。

4　咖啡、茶、油炸食物等会影响到孕妈妈的情绪，增加失眠发生的概率，应少吃或是不吃。

5　长期重复摄取某种食物，比如牛奶、乳制品、鸡蛋、芝麻等食物可能引起迟发性过敏反应，也会引起失眠、焦虑，故应注意饮食的合理搭配和均衡，不要偏嗜。

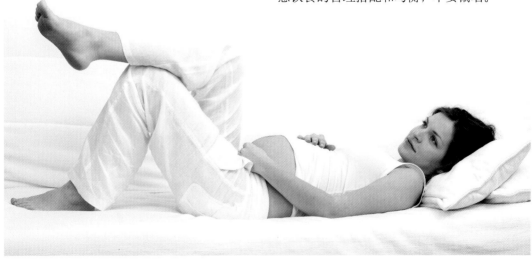

Part 13　孕期不适与疾病的饮食疗法

 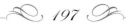

ξ 调养美食

双喜炖梨

原料：水梨200克，新鲜莲子20克，糯米50克。

调料：冰糖适量，精盐适量。

做法：

1. 新鲜莲子与糯米洗净，两者加冰糖及水半杯蒸25分钟成馅料。

2. 水梨洗净，蒂头先切掉，再挖除籽核呈空心状，略泡盐水。

3. 将馅料填入水梨中，移入蒸锅，以中火滚水蒸2小时，即可取出。

小贴士

莲子具有补中益气、调养精神之疗效，怀孕中的孕妈妈，因为胎宝宝压迫使代谢缓慢，建议可食用莲子减轻脚部水肿，安宁精神，让睡眠平稳。

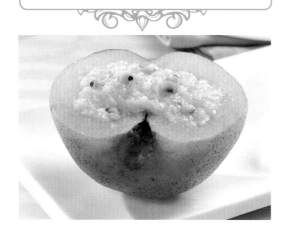

百合绿豆

原料：大米、绿豆各100克，百合50克。

调料：红糖适量。

做法：

1. 将百合、大米、绿豆淘洗干净。

2. 将大米放锅内，加入水300毫升，放入百合、绿豆。

3. 用大火烧沸，再用小火煮熬1小时，加入红糖拌匀即成。

芝麻鸽蛋

原料：鸽蛋200克，芝麻75克，面粉30克。

调料：白糖适量。

做法：

1. 芝麻淘洗干净，倒入锅中小火炒香，凉凉后碾成粉，入碗，加白糖拌成芝麻糖。

2. 鸽蛋煮熟，凉凉，剥去壳，滚上面粉。

3. 炒锅上火，倒油烧至五成热，放入滚上面粉的鸽蛋炸至浅黄色，倒入漏勺沥油，放入芝麻糖中滚匀装盘即成。

小贴士

芝麻有镇静和催眠的作用；鸽蛋有安神益脑的功效，二者搭配能够有效防治孕妈妈失眠。

百麦安神饮

原料：小麦、百合各25克，莲子肉15克、首乌藤9克，大枣4克，甘草6克。

调料：无。

做法：

1 将小麦、百合、莲子、首乌藤、大枣、甘草分别洗净，用冷水浸泡30分钟。

2 将所有材料放入锅内，加适量清水，大火烧开后，改用小火煮30分钟，提取出药汁，存入暖瓶内。

3 在药材内加水，再炖一次，提取出药汁，和第一次的药汁合在一起即可。

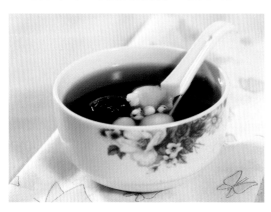

安神梨甑

原料：雪梨400克，炒枣仁5克。

调料：冰糖10克。

做法：

1 将雪梨洗净，在靠近蒂处用刀切开，将核挖出，拓宽四周，做成"梨甑"。

2 将枣仁、冰糖放入"甑"内，将梨蒂盖合，用竹签插牢，蒂向上平放在碗中，上笼蒸熟即可。

百合瘦肉粥

原料：百合300克，瘦肉150克，莲子16克。

调料：精盐适量。

做法：

1 瘦肉洗净，切片，装碗中用少许精盐腌渍5分钟。

2 将所有原材料放入锅中，加水用中火蒸1小时，最后放入盐即可。

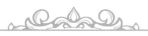

小贴士

百合中含有的百合苷，有镇静和催眠的作用；莲子益胃补精，有滋润养颜、安神益脑的功效；首乌具有镇定安神的作用。几者搭配能够有效缓解孕妈妈的失眠症状。

小贴士

百合中含有的百合苷，有镇静和催眠的作用。孕妈妈常喝这道汤可以治疗失眠。百合中还含有多种矿物质和维生素，有助于促进机体营养代谢，使机体抗疲劳、耐缺氧能力增强，同时能清除体内的有害物质，延缓衰老。

 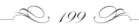

产前抑郁症

在整个怀孕期间，由于身体的各种不适和体内激素水平的变化，很容易使孕妈妈的心理出现波动，情绪变得低落。有些自我调节能力差的孕妈妈如果在此时没有得到适当的照顾，就会因为心理压力过大而出现产前抑郁症。有些抑郁程度比较严重的孕妈妈，还会出现幻觉和意识障碍。产前抑郁症无论对孕妈妈还是胎儿都会产生很恶劣的影响。

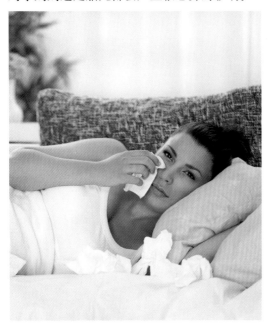

调养原则

1 调整好每日饮食、适当补充某些营养物质，可以使孕妈妈的精力充沛、心情愉悦，尤其重要的是，饮食治疗没有副作用，可以列为调节情绪的首选。

2 多吃些富含B族维生素和氨基酸的食物，如谷类、鱼类、绿色蔬菜、蛋类等。

调养美食

雪梨香蕉汤

原料：雪梨200克，香蕉50克，清汤适量。

调料：冰糖适量。

做法：

1 雪梨、香蕉均去皮切块。

2 起锅，倒入清汤，放入雪梨、香蕉、冰糖，小火煮10分钟即可。

小贴士

香蕉属于热带水果，适宜储存温度是11~18℃，一般情况下在13℃保存时间最长，不能放冰箱里保存。

南瓜饼

原料：南瓜100克，糯米粉100克。

调料：白糖适量。

做法：

1 南瓜洗净切块，大火蒸15分钟，蒸熟后待凉，用勺子压成泥。

2 在糯米粉中加入少量蒸熟的南瓜泥，放入白糖拌匀，揉成饼。

3 平底锅倒一薄层油，南瓜饼放入锅里，小火煎至两面金黄即可。

小贴士

南瓜能制造好心情，是因为它们富含维生素 B_6 和铁，这两种营养素能帮助身体所储存的血糖转变成葡萄糖，葡萄糖正是脑部重要的"燃料"，能帮助人体维持旺盛精力。

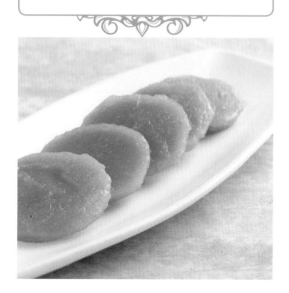

香蕉牛奶糊

原料：香蕉20克，牛奶2大匙，玉米粉1小匙。

调料：白糖1小匙。

做法：

1 将香蕉去皮，研碎。

2 锅置火上，倒入牛奶，加入玉米粉和白糖，用小火煮5分钟左右，边煮边搅匀。

3 煮好后倒入研碎的香蕉中调匀即可。

小贴士

香蕉含有一种称为生物碱的物质，可以振奋精神和提高信心。而且香蕉是色胺酸和维生素 B_6 的最好来源，这些都可以帮助大脑减少忧郁情绪；牛奶也有缓解焦虑和暴躁的功效，两者搭配，对治疗孕妈妈产前抑郁都有很好的效果。

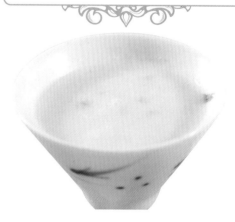

Part 13 孕期不适与疾病的饮食疗法

早产

早产是指胎儿尚未足月（孕28周~37周之间）的时候提前分娩的现象。早产的发生与很多因素有关，未满20岁或大于35岁怀孕、孕妈妈曾经多次流产，或实施流产后不足一年再次怀孕，都容易出现早产。早产儿由于过早被分娩，各种器官发育还不成熟，不但体重比足月儿要低很多，自身调节体温、抵抗感染的能力很差，生活能力较弱，死亡率比足月新生儿要高几十倍。

ξ 调养原则

1 预防便秘和腹泻，避免因此引起子宫收缩，引起早产。

2 饮食上要注意多摄取优质蛋白质，并注意控制饮食中的盐分摄入，以免体内水分过多而引发妊高征，从而引发早产。

3 吃一些补肾安胎的食物。

4 蟹（特别是蟹脚）、红花，白酒、蜂王浆、杏仁、薏米、甲鱼、山楂、马齿苋等食物孕妈妈要注意避免食用。

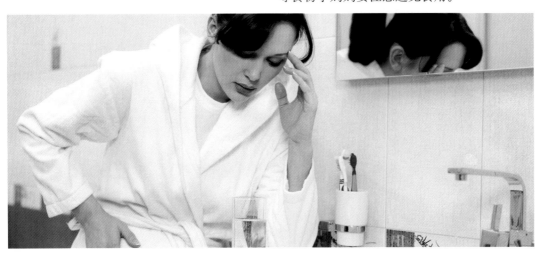

调养美食

清蒸鳕鱼

原料：新鲜鳕鱼400克，火腿末50克，葱、姜各适量。

调料：料酒、精盐、酱油、淀粉各适量。

做法：

1 将鳕鱼洗净，加入料酒、葱、姜、精盐腌20分钟。

2 取出鳕鱼放入盘内，拣去腌过的葱姜不用，放入葱丝、姜丝、火腿末，放入蒸笼，大火蒸7分钟，取出鳕鱼。

3 将淀粉和少许酱油煮成浓稠状，淋在鳕鱼上即可。

❧ 小贴士 ❧

鱼肉中有一种特殊脂肪酸对预防早产有积极作用。鳕鱼清蒸清淡点，味道会更鲜美。

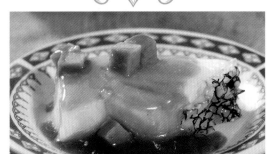

五仁包

原料：面粉500克，核桃仁100克，莲子、瓜子仁、松子仁、花生仁、熟芝麻各30克。

调料：碱、白糖适量。

做法：

1 面粉发酵后调好碱，搓成若干小团子，做成小圆皮备用。

2 将核桃仁、莲子、瓜子仁、松子仁、花生仁、熟芝麻、白糖、植物油拌匀成馅料。

3 面皮包上馅料后，捏紧口，弄出褶子，上笼急火蒸15分钟即可。

❧ 小贴士 ❧

五仁包中含有多种坚果馅料，不饱和脂肪酸丰富，还含有多种氨基酸，有助于安胎，降低早产的危险性。

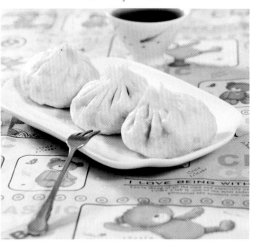

Part 13 孕期不适与疾病的饮食疗法

缺铁性贫血

妊娠期血容量增加，血液会相对稀释，孕妈妈容易发生贫血，主要表现为：易疲劳、乏力，偶尔会感觉到头晕，胸口疼痛，心悸，呼吸困难，脸色苍白等。

孕妈妈贫血，会使得血液携氧能力降低，导致胎盘供氧不足，使胎宝宝宫内发育迟缓或引起早产。分娩时还会出现宫缩乏力、产程延长、产后出血多等多种后果，在产褥期的抵抗力也比正常的产妇低。

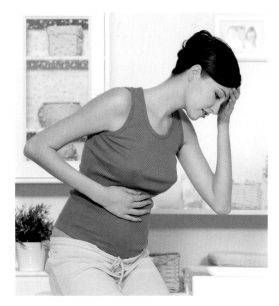

ξ 调养原则

1 增加血色素铁的摄入量。血色素铁主要存在于畜禽的肝脏、瘦肉和血液中，所以要增加血色素铁的摄入，必须多食动物性食品。

2 增加叶酸、维生素B$_{12}$的摄入量。叶酸的补充从孕前3个月就应该开始，一直到怀孕后3个月，都不应该放松。可以通过多吃动物肝脏、绿叶蔬菜及鱼、蛋、谷、豆制品、坚果等来补充。维生素B$_{12}$也主要存在于肉类、贝壳类、鱼类、蛋类及动物肝脏中。所以，孕妈妈每次膳食中必不可漏去动物性食品。

3 增加有助于铁吸收的营养素的摄入量。这类营养素包括维生素C、蛋白质、维生素B$_2$。因此孕妈妈应该多吃新鲜的水果和蔬菜，因为新鲜蔬菜和水果中的维生素C，有利于铁的吸收。另外，动物性食品中的蛋白质，以及动物肝脏中的核黄素同样对铁的吸收大有帮助。

ζ 调养美食

芝麻肝片

原料： 猪肝200克，芝麻100克，鸡蛋清、姜末、葱末各适量。

调料： 面粉、精盐各适量。

做法：

1 将猪肝洗净切成薄片，将鸡蛋清、面粉、精盐、葱姜末调匀，放入猪肝挂浆，取出滚满芝麻。

2 锅内加入植物油烧热，倒入猪肝，炸透后出锅装盘。

炒青椒肝丝

原料： 猪肝100克，青椒100克，葱末、姜末各适量。

调料： 香油、料酒、糖、精盐、醋、水淀粉各适量。

做法：

1 把猪肝、青椒洗净切丝，猪肝丝用淀粉抓匀，下入四五成热的油中滑散捞出。

2 锅内留少许油，葱、姜炝锅，下入青椒丝，加料酒、糖、精盐及少许水，烧开后用水淀粉勾芡。

3 倒入猪肝丝，淋入香油、醋少许即可。

小贴士

猪肝要用淀粉抓匀再下油锅，这样可以尽可能留住猪肝中的维生素和铁质，也能更好地保留猪肝的香味。

菠菜汤

原料： 菠菜150克，鸡蛋1个（约60克），胡萝卜20克，葱末、姜末适量。

调料： 精盐、鸡精各适量。

做法：

1 菠菜洗净焯水，切段；胡萝卜洗净去皮切丝；鸡蛋打散。

2 起锅热油，爆香葱、姜，下胡萝卜丝、菠菜煸炒一下，倒入水烧沸。

3 调入精盐、鸡精，淋入鸡蛋液烧沸即可。

小贴士

此汤不但能够补血，还能补充蛋白质。

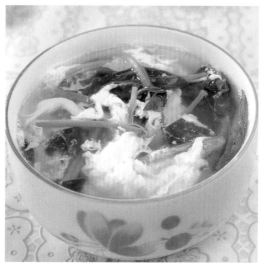

腹胀腹痛

腹胀腹痛也是孕期中困扰妈妈的一大症状。随着胎儿的成长，逐渐增大的子宫也会自然压迫到胃肠道，子宫除了会将胃稍微上推外，肠道也会被推挤至上方或两侧，而胃肠在受到压迫下，便会影响其中食物及气体的正常排解，以致产生腹胀腹痛，让孕妈妈感到不舒服。此外，便秘也是导致孕妈妈腹胀腹痛的一大原因。

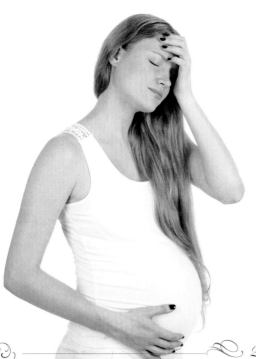

ξ 调养原则

1 少食多餐，减轻腹部饱胀感。随着孕周的增加，孕妈妈腹部和胃部的压力会越来越大，如果这个时候还依着之前的饮食习惯和进食量，只会加剧这种负担，因此，改变饮食策略是必然。孕妈妈可以试着把一日三餐的习惯，改至一日6~8餐，每餐不要吃得太饱，可以有效地减轻饱胀感。

2 细嚼慢咽，进食时不要说话，避免用吸管吸吮饮料，不要常常含着酸梅或咀嚼口香糖等，这都可以避免过多的空气进入腹部，导致腹胀。

3 多喝温开水，多吃富含纤维素的蔬菜、水果，如茭白、芹菜、丝瓜、苹果、香蕉等，以促进肠胃蠕动，防止粪便干结、便秘引起的腹部胀痛。

4 产气的食物（如土豆、洋葱、白萝卜）、太甜或太酸的食物、辛辣刺激的食物也会加剧胀气症状，应少食为宜。

孕期不适与疾病的饮食疗法

₷ 调养美食

鲜蘑烩油菜

原料：油菜心200克，鲜蘑菇50克，姜末、葱花各适量。

调料：精盐适量。

做法：

1 油菜、蘑菇洗净。

2 起锅热油，下姜末、葱花炝锅，下油菜、蘑菇旺火炒3分钟。

3 加适量精盐调味即可。

小贴士

油菜中丰富的纤维素，可以减少脂肪吸收，促进肠胃蠕动。

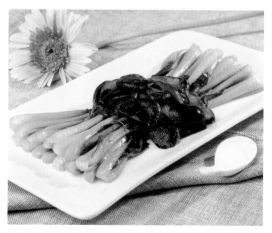

生姜橘皮茶

原料：生姜20克，橘皮10克，清水适量。

调料：红糖适量。

做法：

1 生姜、橘皮洗净切小片，放入锅中。

2 加入适量清水和红糖，煮成糖水即可。

小贴士

生姜含姜辣素，能止吐，增强胃肠蠕动，排出消化道中积存的气体；橘皮所含的挥发油也有利于胃肠积气排出，能促进胃液分泌，有助于消化，两者可以做成生姜橘皮茶，对缓解消化不良导致的腹部胀气很有好处。

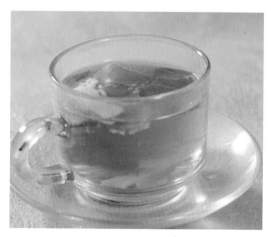

Part 13 孕期不适与疾病的饮食疗法

Part 14

产后常见不适与
疾病的饮食调养

产后贫血

贫血是产后常见的一种症状。它产生的原因主要有两个方面：一是妊娠期间就有贫血症状，未能得到及时改善，分娩后又不同程度地失血，更使贫血程度加重；二是妊娠期间孕妈妈的各项血液指标都很正常，分娩时出血过多造成贫血。

ξ 调养原则

1　多吃含铁食物，如海带、紫菜、蘑菇、香菇、木耳、豆类及其制品、肉类、禽蛋以及动物内脏等。另外，红枣、红糖、黑豆、面筋、金针菜也是补血佳品。

2　补充维生素C。维生素C具有促进铁在体内吸收的作用，要多吃新鲜绿叶蔬菜、水果等含维生素C的食物。

3　多食高蛋白食物。蛋白质丰富的食物，如鸡蛋、乳类制品、肉类等，一方面可促进铁的吸收，另一方面也是人体合成血红蛋白所必需的物质。

4　多吃流质或半流质食物。其实，产后贫血的预防应该从孕期就开始了，在早孕阶段，多吃些流质或半流质食物，如猪肝汤、豆腐、水蒸蛋、蔬菜汤等，对于预防和减轻贫血症状也是极有效的。

5　贫血妈妈应该注意的是，不要喝茶，尤其是浓茶，会使贫血症状加重；牛奶及一些中和胃酸的药物不宜和含铁食物一起食用，会阻碍铁质的吸收。

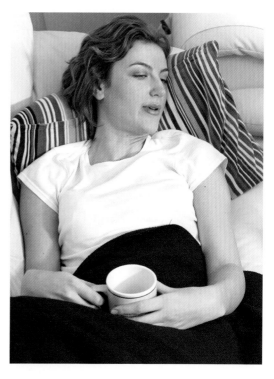

ξ 调养美食

枸杞大枣煲鸡蛋

原料： 枸杞、大枣各适量，鸡蛋1个（约60克）。

调料： 无。

做法：

1 枸杞、大枣分别洗净。

2 净锅倒适量水，水沸后加入大枣，滚水煮20分钟，磕入鸡蛋、枸杞，荷包蛋煮熟，即可食用。

木须肉

原料： 猪肉150克，鸡蛋2个（约120克），黑木耳6克，葱末、姜末各1大匙。

调料： 酱油1大匙，甜面酱1大匙，精盐适量。

做法：

1 猪肉洗净切丝；黑木耳浸发后洗净，撕成小朵；鸡蛋打入碗中搅散。

2 起锅热油，放入葱、姜末炒香，再把鸡蛋倒入锅内炒熟取出。

3 另起油锅，倒入肉丝，炒至发白时拨至锅边，加入甜面酱、精盐炒匀后与肉丝一起翻炒。

4 最后加酱油、鸡蛋皮和木耳炒片刻即成。

虾茸小馄饨

原料： 虾仁50克，干香菇4克，小馄饨皮5片，紫菜少许。

调料： 肉汤适量，精盐、香油各少许。

做法：

1 将虾仁切碎；泡开的香菇、紫菜除去水分，切碎。

2 将虾仁和紫菜、香菇混合，拌成馅，并用馄饨皮包好。

3 锅置火上，倒入肉汤，烧开，放入馄饨，加入精盐，煮熟，淋上香油即可。

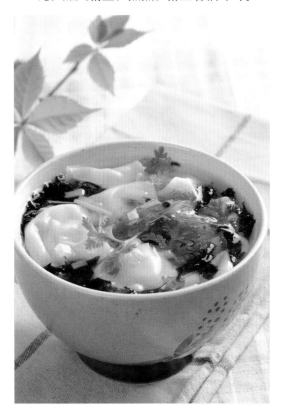

海带细丝小肉丸

原料：海带100克，肉末1勺，葱末、姜末各少许。

调料：精盐少许。

做法：

1 海带洗净，切成细丝；肉末、葱末、姜末、盐搅拌成馅料，制成小肉丸。

2 锅中放水烧开，放肉丸、海带丝，再次煮沸后再煮5分钟即可。

烩鸡肝

原料：鸡肝300克，小黄瓜30克，胡萝卜100克，姜片、水淀粉各适量。

调料：精盐、醋、香油各适量。

做法：

1 所有原料洗净，鸡肝剥除筋及膜，切小块，入沸水锅汆熟，捞出沥干；小黄瓜、胡萝卜均切菱形片。

2 净锅倒油烧热，下姜片爆香，倒入鸡肝、黄瓜片、胡萝卜拌炒，倒入水淀粉，最后加入精盐、醋炒匀，淋上香油即可。

肘子母鸡汤

材料：母鸡200克，肘子500克。

调料：料酒、葱、姜各10克，味精、盐各适量。

做法：

1 母鸡处理干净。

2 将鸡翅与肘子一同放入锅中，加入清水，待烧开后撇去血沫，然后用小火煮4~5小时。

3 将鸡胸肉及鸡腿肉去净油脂后拍碎成鸡蓉，加入清水调稀，放入盐、料酒、葱、姜、味精等待用。

4 将煮好的鸡汤滤净碎骨肉，并撇去浮油，烧开，将调好的鸡蓉倒入汤内搅匀，待开后再撇净油沫等杂质，即可成清汤。

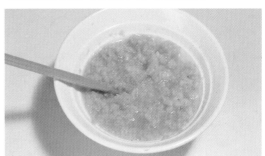

小贴士

鸡肝中含铁丰富，具有补血的效果；胡萝卜中的胡萝卜素可转化成维生素A，有助于增强机体的免疫力。

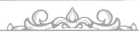
小贴士

母鸡养血生精、益气补体、长肌肉、下乳汁，为产后"月母"补体下乳最有用之食品。内含脂肪丰富，且营养较为均衡，故为产后常用"月母食"。

恶露不下

分娩后，子宫内坏死的蜕膜等组织混合着血液经阴道排出，这称为恶露。一般情况下，恶露在产后3周以内即可排净，总量约为250~500毫升，但个别人可达800~1000毫升。如果产后没有恶露排出，或者排出甚少，并伴有小腹疼痛，则为恶露不下。恶露不下多由产时或产后情志不舒、肝气郁结、血行不畅，或临产时受寒、伤风，致使血气凝结而引起，治疗应以活血化瘀为主。

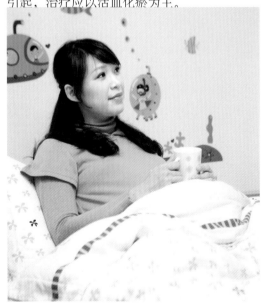

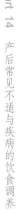

ʓ 调养原则

1 忌大补。产后第一周是排恶露的黄金期间，为避免恶露排不干净，第一周时一定不要大补，而是要吃一些对下奶和补血效果均明显的食物。

2 慎食生冷、寒凉食物。生冷多伤胃，寒凉则血凝。生冷、寒凉的食物会刺激消化系统，而产后妈妈胃肠功能的恢复需要一段时间，在这期间，如果吃了生冷、寒凉的食物，如从冰箱里刚取出的水果、蔬菜，很有可能就会引发恶露不下或不绝、产后腹痛、身痛等多种症状。

3 适当选择中药食疗。中医博大精深，其中包含很多可以借鉴的食疗方法，妈妈不妨试试，如生化汤、三七麻油肝等。三七为理血药，它有止血不留瘀的特点，对于妇女血崩、产后血多、恶露不下或恶露不净等病症都有调养功效，是治疗产后恶露不下不可多得的调理药物。

ξ 调养美食

冬瓜薏仁鸡肉汤

原料：冬瓜肉250克，鸡肉100克，薏苡仁25克。

调料：精盐适量。

做法：

1 薏苡仁洗净，用冷水浸泡30分钟左右；冬瓜洗净，切成小块；鸡肉洗净，切块备用。

2 将所有原料放入锅中，加入适量清水，先用大火煮开，再用小火炖40分钟。

3 加入精盐调味，即可饮用。

菜心炒腐竹

原料：腐竹80克，青菜心40克，水发木耳20克。

调料：料酒、酱油、白糖、清汤、水淀粉、精盐适量。

做法：

1 腐竹用清水泡发，洗净，切成菱形；木耳洗净，去蒂，撕成小片；青菜心洗净，切断。

2 将上一步中的所有材料分别入沸水锅中焯透后捞出。

3 锅置火上，放油烧热，倒入腐竹、木耳、青菜心煸炒，烹入料酒，放入酱油、白糖调味，加少许清汤，烧沸后放精盐，用水淀粉勾芡即可。

小白菜炒蘑菇

原料：鲜蘑菇200克，小白菜120克，米酒适量。

调料：精盐、鸡精、香油各适量。

做法：

1 将蘑菇洗净，去蒂，入沸水锅中略氽，捞出沥干后对开切。

2 小白菜洗净后对开切，放入热油锅中加精盐、鸡精，翻炒熟透，起锅整齐排于盘内。

3 将锅置旺火上，加油烧热，放入蘑菇煸炒片刻。

4 加入米酒、精盐，鸡精烧至入味，淋入香油，起锅盖在菜心上即可。

❦ 小贴士 ❧

小白菜有活血祛瘀的功效，可治产后恶露不下等症状；蘑菇具有镇痛、镇静、通便排毒等功效，用于脾虚气弱，身体倦怠，产后恶露不下等情况。

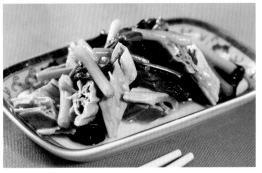

Part 14 产后常见不适与疾病的饮食调养

核桃山楂汤

原料： 核桃仁100克，干山楂少许。

调料： 红糖适量。

做法：

1 将核桃仁、干山楂用水浸至软化，放入搅拌机打碎。

2 加入适量水，过滤去渣。

3 将滤液倒入锅中，煮沸，加入红糖调味即可。

山楂红糖饮

原料： 新鲜山楂30克。

调料： 红糖3勺。

做法：

1 先清洗干净山楂，然后切成薄片，晾干备用。

2 在锅里加入适量清水，放在火上，用大火将山楂煮至熟烂。

3 再加入红糖稍微煮一下，出锅后即可。

❦ 小贴士 ❧

山楂不仅能够帮助妈妈增进食欲，促进消化，还可以散淤血，加之红糖补血益血的功效，可以促进恶露不尽的妈妈尽快化淤，排尽恶露。

❦ 小贴士 ❧

山楂可对半切开，剜去子。

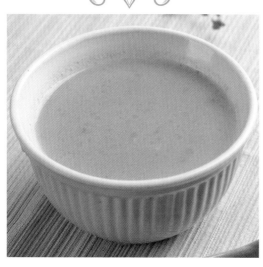

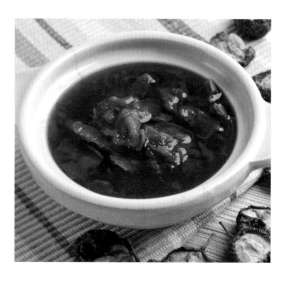

恶露不净

与恶露不下相反，如果产后恶露持续的时间比较长，超过3周仍然排不干净，就是恶露不净。

恶露不净发生的主要原因是气血运行失常、血瘀气滞，或气虚不能摄血、阴虚血热等。

特别要提醒妈妈的是，如果产后2周，恶露仍然为血性、量多，且伴有恶臭味，有时甚至排出烂肉样或胎膜样物，这时应考虑子宫内可能残留有胎盘或胎膜，随时有可能出现大出血，应立即去医院诊治。

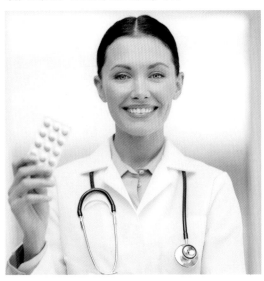

调养原则

1 饮食清淡，忌生冷。生冷食物，如雪糕、西瓜、雪梨等，不宜多吃或最好不吃。

2 不宜吃辛辣、油腻的食物，多吃蔬菜水果，多喝水。

调养美食

橙汁藕片

原料：嫩莲藕200克。

调料：橙汁适量。

做法：

1 莲藕刮去外皮，切成薄片，入滚水中汆烫一下，立刻取出，沥干水分。

2 藕片凉后放入橙汁中浸泡至入味即可。

小贴士

藕具有清热凉血、活血止血、益血生肌的作用，对产后恶露不净、伤口不愈合有较好的疗效，但脾胃不好的妈妈最好不要吃生藕。

Part 14　产后常见不适与疾病的饮食调养

大枣阿胶粥

原料： 粳米100克，红枣20克，阿胶粉10克。

调料： 无。

做法：

1 将粳米淘洗干净备用；红枣洗净去核备用。

2 锅中加适量清水烧开，放入红枣和粳米，用小火煮成粥。

3 调入阿胶粉，稍煮几分钟，待阿胶溶化，即可食用。

❧ 小贴士 ❧

此粥有益气、养血止血作用，可用于防治产后气虚、恶露不净，症状为产后恶露淋漓不绝，质稀色淡红，神倦无力。

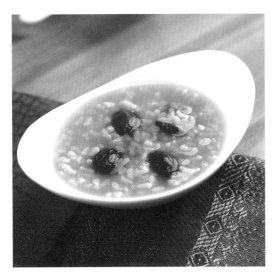

黄芪鸡汤

原料： 小公鸡500克，当归10克，黄芪9克，胡椒粉适量。

调料： 精盐适量。

做法：

1 小公鸡宰杀，去毛及内脏，剁去鸡爪及嘴壳，用清水洗净。

2 黄芪去粗皮洗净；当归洗净。

3 将公鸡放入砂锅中，加入适量清水烧沸，撇去浮沫，加黄芪、当归、胡椒粉，小火炖2小时，调入精盐，再焖10分钟即可。

❧ 小贴士 ❧

黄芪具有补气升阳，利水消肿的作用；鸡汤营养丰富。此汤适宜于产后子宫恢复及恶露排出、产后乳少。

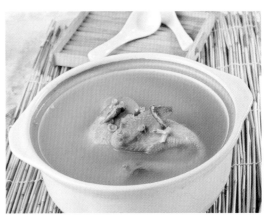

绿豆藕合

原料： 莲藕100克，绿豆50克，胡萝卜50克。

调料： 白糖适量。

做法：

1 绿豆洗净，浸泡半小时，研碎；胡萝卜洗净切片，研成泥，加入绿豆末、白糖，做成馅。

2 莲藕去皮洗净，从一端切开做盖，藕洞中塞入豆馅，盖上盖，置蒸笼中隔水蒸熟，食用时切片即成。

甜瓜胡萝卜橙汁

原料： 甜瓜300克，胡萝卜50克，橙子200克，纯净水500毫升。

调料： 无。

做法：

将所有果蔬洗净，橙子去籽，均切成2厘米见方的小块，放入果汁机中加纯净水榨汁。

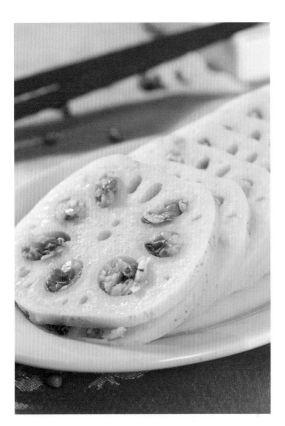

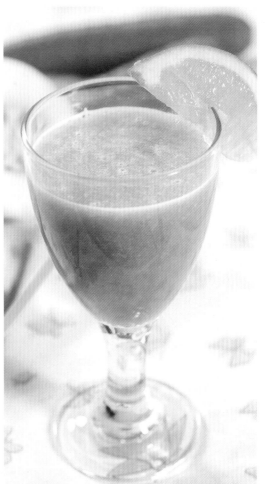

Part 14　产后常见不适与疾病的饮食调养

 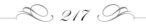

产后便秘

产后便秘是产后常见病之一。饮食如常，但大便数日不行或排便时干燥疼痛，难以解出者，称为产后便秘，或称产后大便难。

引起产后便秘的原因主要有这样几个原因：一是胃肠功能减低，蠕动缓慢，肠内容物停留过久，水分被过度吸收；二是怀孕期间，腹壁和骨盆底的肌肉收缩力量不足；三是分娩时，会阴和骨盆或多或少的损伤，通过神经反射，抑止排便动作；四是产后饮食过于讲究所谓高营养，缺乏纤维素，食物残渣减少。

便秘易给妈妈带来肠道溃疡、胃肠神经功能紊乱、结肠癌等疾病，因此一定要积极调理。

调养原则

1 多喝水。妈妈生产时会有一定量的失血，所以补充水分是必要的。多补充白开水、淡盐水均能吸收水分；多吃雪梨等富含水分多的水果也是补水好方法。

2 多喝汤水。喝汤也是极有好处的，下奶的汤水一般都含有一定量的油分，可以起到润滑肠道、促进排便的作用，如稀饭、面汤、米汤、鸡蛋汤、猪蹄汤。

3 高蛋白和纤维素合理搭配。纤维素多的食品有山芋、粗粮、各种绿叶蔬菜（如芹菜），高蛋白的食物有肉、蛋、奶等，两者合理搭配，能提供较多的食物残渣，既有利于补充营养，又利于大便的通畅。

4 粗细搭配，杂粮不可少。每日进餐应适当配有一定比例的杂粮，要粗细粮搭配，做到主食多样化。在吃肉、蛋食物的同时，注意摄入含膳食纤维多的新鲜蔬菜和水果。蔬菜以菠菜、芹菜、洋葱、苦瓜、空心菜、韭菜等为宜，水果以香蕉、苹果、梨等为好。

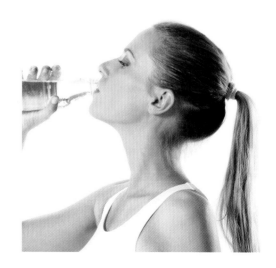

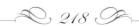

ξ 调养美食

木瓜鱼汤

原料：生木瓜200克，草鱼肉1块（约300克），干莲子20克。

调料：精盐适量。

做法：

1 干莲子洗净，放入冷水浸泡至软；木瓜去皮及籽，切块备用。

2 草鱼洗净，放入平底锅中用少许油煎至两面微黄，捞出备用。

3 锅中倒入1大碗开水，放入莲子及煎好的鱼块，大火煲滚后改小火煲2小时。

4 待汤色变浓白色时，加入木瓜及调味料再煲30分钟即可。

肉松炒芹菜

原料：芹菜300克，猪肉松50克。

调料：味精、麻油、盐各适量。

做法：

1 先将芹菜去根、去叶，洗净后用刀拍松，切成长丝。

2 锅里倒油烧热，煸炒肉松，然后盛出。

3 锅内再加少许油烧热，放入芹菜煸炒至将熟时，放入肉松、盐、味精，淋入麻油即可。

香蕉薯泥

原料：香蕉80克，土豆50克，草莓30克。

调料：蜂蜜1勺。

做法：

1 将土豆去皮洗净，放入锅中蒸至熟软，取出压成泥，凉凉备用；香蕉去皮，切成小块，用勺捣成泥；草莓洗净，切成小粒。

2 将香蕉泥与土豆泥混合，搅拌均匀。

3 镶上草莓粒，淋上蜂蜜即可。

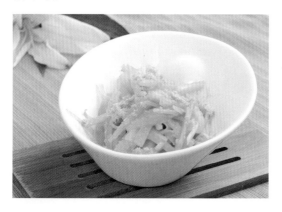

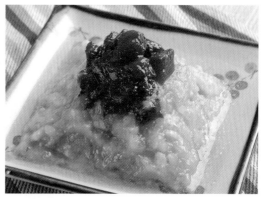

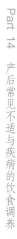

Part 14 产后常见不适与疾病的饮食调养

蒜香芦笋虾仁

原料：青芦笋100克，虾仁300克。

调料：蒜末1勺。

A：蛋清1个，盐适量，淀粉1勺。

B：料酒1勺，盐适量，糖1/2勺，水淀粉1/2勺。

做法：

1 虾仁挑去泥肠，洗净，沥干，拌入调料A略腌，过油捞出。

2 芦笋削除根部粗皮，洗净，用开水氽烫后捞出冲凉，切小段。

3 用2勺油炒香蒜、芦笋，接着放入虾仁和调料B，炒匀即可盛出。

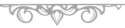

◇ 小贴士 ◇

芦笋含膳食纤维丰富，多吃芦笋可以起到防治便秘、痔疮的作用。

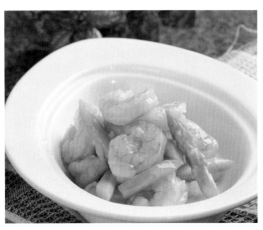

香酥冬瓜

原料：冬瓜300克，面粉50克，五香粉各适量。

调料：精盐适量。

做法：

1 冬瓜去皮、瓤，洗净，切条，用精盐腌30分钟，轻轻挤去水分；面粉加水调成面糊，加入五香粉、植物油调匀。

2 炒锅置旺火上，倒油烧至五六成热，将冬瓜条挂糊投入油锅，炸至金黄色，捞出沥油，装盘即可。

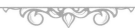

◇ 小贴士 ◇

冬瓜中的膳食纤维含量很高，能刺激肠道蠕动，使肠道里积存的杂物尽快排泄出去，可有效缓解妈妈产后的便秘症状。

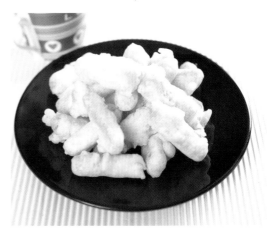

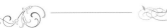

产后尿潴留

产后膀胱有尿而不能自解者，称为产后尿潴留，多见于第二产程延长的妈妈。一般来说，妈妈产后4~6小时内就可以自己小便了，但如果在分娩6~8小时后甚至在月子中，仍不能正常地将尿液排出，且膀胱还有饱胀的感觉，那么，就可能已经患上尿潴留了。

尿潴留是产褥期常见的不适病症，会给妈妈带来生理和心理上的诸多困扰。产后尿潴留包括完全性和部分性两种，前者是指自己完全不能排尿，后者是指仅能解出部分尿液。

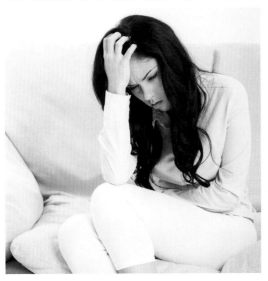

产后尿潴留不仅可能影响子宫收缩，导致阴道出血量增多，还可能造成产后泌尿系统感染。

ξ 调养原则

1 饮食应以营养丰富，易于消化为宜。

2 忌食寒凉生冷之物及一些易引起胀气的食物。

3 产后大量饮水。

4 妈妈在产后1小时内饮完39~41℃的温开水或温流质食物1000~1500毫升。具体说来是产后立即给予温的红糖水500毫升口服，10分钟后开始给予温流质食物500~1000毫升口服，1小时内饮完。这样可使膀胱在短时间内充盈，产生强烈的刺激和排尿反射，引起尿意，2~3小时后在他人的扶持下即可自解小便。如此每3~4小时排尿一次，24小时内膀胱功能即可恢复。

Part 14 产后常见不适与疾病的饮食调养

 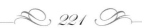

₹ 调养美食

红豆汤

原料：红豆200克，带皮老姜30克，米酒3000毫升。

调料：红糖150克。

做法

1 将红豆泡入米酒水中，加盖泡8小时。

2 老姜切成丝，放入已泡好的红豆中。

3 大火煮滚后，加盖转中火继续煮20分钟。

4 转小火再煮1小时。

5 熄火，加入红糖搅拌后即可食用。

芦荟玉米粒

原料：嫩甜玉米粒250克，芦荟肉50克，胡萝卜30克，嫩豌豆25克，清汤适量。

调料：鸡精、精盐各适量。

做法：

1 甜玉米洗净，水中焯一下，捞出凉凉；芦荟、胡萝卜洗净切粒。

2 将植物油入旺火油锅中，加入甜玉米、芦荟粒、胡萝卜粒、豌豆爆炒，待熟后放精盐、鸡精调匀即成。

❧ 小贴士 ❧

芦荟中的芦荟大黄素苷、芦荟大黄素等有效成分起着增进食欲、利水利尿的作用；玉米主要用于慢性肾炎、水肿、小便不利等症。

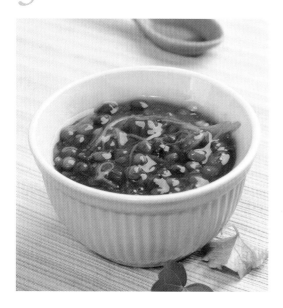

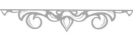

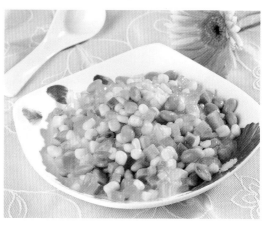

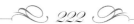

糖醋白菜

原料： 白菜500克，干红辣椒、榨菜、姜丝各适量。

调料： 白糖、精盐、香油各适量。

做法：

1 将白菜切成条，注意使菜的根部、菜帮和菜心连在一起，不要断开；将榨菜、干红辣椒切成细丝。

2 净锅上火，加植物油烧至五成热，放入白菜炸透，捞出。

3 锅内留底油，烧热后放入干红辣椒丝、榨菜丝、姜丝煸炒，加入调料和白菜条，小火烧至汁浓菜烂，淋上香油即可。

小贴士

白菜有清热解毒、消肿止痛、调和肠胃、通利大小便等功效。

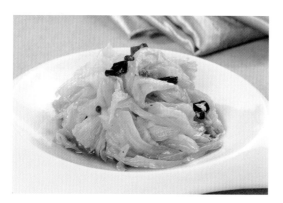

西瓜皮炒肉丝

原料： 西瓜皮250克，肉丝200克，鸡蛋1个（约60克）、淀粉适量。

调料： 精盐、香油、料酒各适量。

做法：

1 将西瓜皮切去外边表皮，洗净，然后切成细丝，用少量精盐拌和，放置片刻，挤去盐水；肉丝加精盐、料酒、鸡蛋清和淀粉拌匀。

2 净锅上火，放植物油，烧热投入肉丝滑散，见肉丝变色时即捞出。

3 锅留余油，放少许水、精盐，烧开后投入西瓜皮丝及肉丝，拌炒后，下淀粉勾芡，淋上香油，出锅即成。

小贴士

西瓜是水果中的利尿专家，多吃可减少留在身体中的多余水分，西瓜皮含糖分也不多，多吃也不会导致肥胖。

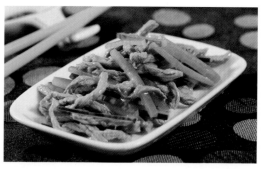

Part 14 产后常见不适与疾病的饮食调养

产后出血

产后出血（中医称"血崩"）是指孕妈妈分娩后阴道突然大量出血。具体说，经阴道生产的妈妈出血量超过500毫升，或经剖宫产的妈妈出血量超过1000毫升，这都属于产后出血。产后出血是产后危急重症之一，分娩期并发症，居我国目前孕产妇死亡原因的首位。它与产后宫缩乏力、软产道损伤、胎盘胎膜部分残留、凝血功能障碍有关，若救治不及时，可引起虚脱，甚至危及妈妈的生命。

ξ 调养原则

1 多吃含维生素K的食物。维生素K可以控制血液凝集。为了防止产后出血不止，孕妈妈在孕期就可以多吃一些富含维生素K的食物，如菜花、油菜和鸭肝等，这会在一定程度上避免产后出血不止。

2 多吃富含维生素E的食物。富含维生素E的食物有小麦芽油、花生油、豆油等植物油，小米、玉米等全粒粮谷，菠菜、莴苣、甘蓝等绿色蔬菜，牛奶、鸡蛋、动物肝、心、肾、肉类、鱼类、胡萝卜、甘薯、土豆、青豆、番茄、香蕉、苹果等，妈妈可多多食用。

3 忌食寒凉、刺激性食物或药物。如西瓜、芥菜、车前草、薄荷及腌渍、烧烤、油炸等食物。

4 忌滥用药物补品。如人参，有出血倾向的妈妈产后贸然服用人参，会有产后大出血或恶露排出不畅的后遗症。

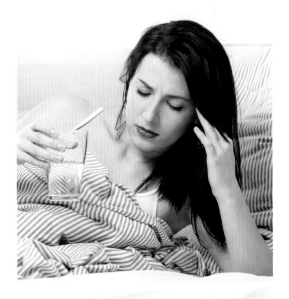

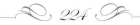

ξ 调养美食

猪肝拌瓜片

原料：黄瓜200克，熟猪肝150克，香菜50克，海米25克。

调料：酱油、醋、精盐、花椒油各适量。

做法：

1 黄瓜洗净，切成3厘米长、1厘米宽薄厚适中的片，放在盆内。熟猪肝去筋，切成4厘米长、1厘米宽、薄厚适中的片，放在黄瓜上。香菜洗净去根，切成1厘米左右长的段，撒在肝片上。

2 海米用开水发好，倒入盆内。

3 各种调料搅匀浇在瓜片和肝片上即成。

番茄炒肉片

原料：猪瘦肉250克，番茄400克，菜豆角100克，葱末、姜末、蒜末各适量，高汤500毫升。

调料：精盐适量。

做法：

1 番茄去皮切厚片，猪肉洗净切薄片，豆角去筋洗净切段。

2 起锅热油，下葱姜蒜炝锅，再倒入肉片煸炒。

3 待肉片发白时倒入番茄、豆角略炒后加高汤焖煮片刻。

4 待豆角熟透后加适量盐调味即可。

白灼鲜鲈鱼

原料：活鲜鲈鱼500克，干红辣椒5克，菜心、花椒、葱姜末、蒜末、高汤各适量。

调料：精盐、料酒、生抽各适量。

做法：

1 活鲜鲈鱼杀洗干净，去鳞鳃，除内脏，取肉，片成鱼片，入沸水中，加精盐、葱姜末、料酒焯烫至断生，捞出，摆在盘中；菜心洗净，入沸水中烫熟，捞出沥水，摆入鱼盘中。

2 将高汤、精盐、料酒、生抽、蒜末调成味汁。

3 炒锅上火，倒油烧热，下入干红辣椒、花椒炸出香味，倒入装有鱼片的盘中，再浇入调好的味汁，拌匀即可。

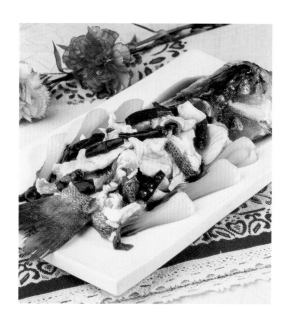

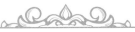

鸭血羹

原料：菠菜80克，鸭血50克，枸杞20克，葱花、姜末各适量。

调料：精盐适量。

做法：

1 菠菜洗净，放入沸水中略焯，捞出来控干水分；将鸭血洗净，切薄片备用。

2 锅内倒油，烧至八成热，下入葱花、姜末炒香，下入鸭血翻炒几下，加入适量水，下入枸杞烧开；加入菠菜、精盐，稍煮一会儿即可。

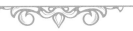

❦ 小贴士 ❧

鸭血中含有丰富的铁元素、维生素，具有补血的功效，同时也能缓解产后出血的症状；枸杞中的维生素C有利于铁元素的吸收，从而起到补血效果，枸杞还能提高妈妈的免疫力，降低产后出血发生的概率。

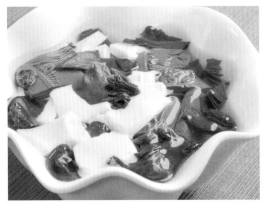

番茄双花

原料：菜花、西蓝花各200克，番茄100克，番茄酱、葱花各适量。

调料：白糖、精盐各适量。

做法：

1 将菜花、西蓝花洗净，去除根部，切成小朵，入沸水中焯一下，捞出，投凉沥水；番茄洗净，切成小丁。

2 炒锅上火，倒油烧至六成热，下入葱花爆香，随后放入番茄酱翻炒片刻，加入少许清水，大火烧沸。

3 将菜花、西蓝花和番茄放入锅中，调入精盐和白糖翻炒均匀，待汤汁收稠后装盘，撒上葱花即可。

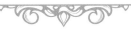

❦ 小贴士 ❧

菜花含维生素K丰富，维生素K可以控制血液凝集，可以在一定程度上避免产后出血不止。

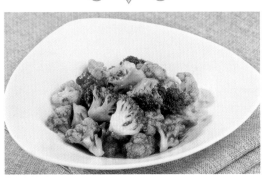

乳腺炎

产后乳腺炎是产褥期常见的一种疾病，多为急性乳腺炎，常发生于产后3~4周的哺乳期妇女，所以又称之为哺乳期乳腺炎。

乳汁淤积，排乳不畅是产后乳腺炎发病的主要原因。造成乳汁滞留的原因可能是宝宝吸吮姿势不正确，导致奶水没办法完全被吸出。而宝宝在吸不到乳汁的情况下便会越吸越大力，会将妈妈的乳头咬破，进而造成细菌感染，使细菌进入乳房组织。

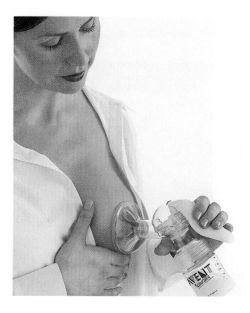

调养原则

1 注意蛋白质、多种维生素、微量元素的摄入。

2 多食新鲜蔬菜瓜果，如番茄、丝瓜、黄瓜、鲜藕、橘子等。

3 多食用甘凉滋润之品，如梨、乌梅、香蕉、莲藕、荸荠、胡萝卜、海蜇等。

4 多食具有化痰、软坚、散结功能的食物，如海带、海藻、紫菜、牡蛎、芦笋、猕猴桃等。

5 适当减少脂肪的摄入量，如少食肥肉、乳酪、奶油等；忌食辛辣之品，如辣椒、胡椒、大蒜、蒜薹、大葱、洋葱、芥末、韭菜，及老南瓜、醇酒厚味等，以免助火生痰。

6 忌食海腥河鲜等催奶的食物，如墨鱼、鲤鱼、鲫鱼、鳝鱼、海鳗、海虾、带鱼、乌贼鱼等。海腥河鲜食物食入后，易生热助火，使炎症不易控制，故应忌食。

7 忌食温热性食物，如鸡肉、羊肉、茴香、生姜、酒、香菜、荔枝、龙眼肉等，易生热助火，使病情加重。

Part 14 产后常见不适与疾病的饮食调养

ξ 调养美食

灰树花包子

原料：小麦面粉400克，油菜200克，灰树花180克，水发木耳80克，油面筋60克，酵母3克。

调料：香油、精盐、白糖各适量。

做法：

1 灰树花洗净撕碎；水发木耳，油面筋洗净后剁碎，油菜洗净，以沸水略烫后捞出，投凉沥水，切末。

2 炒锅点火，倒油烧至六成热，加入灰树花末、黑木耳、油面筋、精盐、白糖煸炒熟，起锅时再加油菜末拌匀，最后淋上香油即成馅心。

3 面粉加鲜酵母、温水，揉成面团，发酵后做成圆皮坯，包入馅料，做成包子，静置15分钟后放入蒸笼，蒸10分钟即可。

绿豆粥

原料：绿豆100克，粳米100克。

调料：糖适量。

做法：

1 绿豆、粳米加糖、水熬煮。

2 至米熟、豆烂即可。

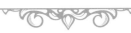

小贴士

绿豆不仅营养丰富，也有清热解毒、抗菌消炎之效，对孕妈妈产后发热有辅助治疗作用。这道粥清甜开胃，十分适合发热、上火的孕妈妈食用。

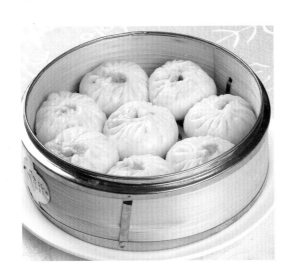

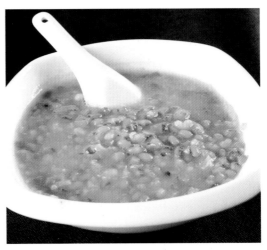